上海健康科技创新
评价报告

（2019）

主审　金春林　倪元峰

主编　何　达

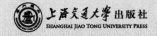
上海交通大学出版社
SHANGHAI JIAO TONG UNIVERSITY PRESS

内容提要

　　本书从健康科技创新的概念介绍入手,详细讲解了健康科技创新的内涵和价值,总结了国际上有代表性的国家健康科技创新的相关政策和实践经验,梳理了新中国成立以来我国健康科技创新的政策,归纳了全球和上海健康科技的发展现状和趋势;在此基础上,针对上海情况设计了一套科学性较强且具有可操作性的健康科技创新评价指标体系,并对新医改以来上海历年的健康科技创新水平进行了定量评价,在肯定发展总体趋势向好的同时,指出了存在问题的领域并分析了可能的原因。本书对健康科技领域的决策制定者,对相关企业、医院、科研机构的管理者和科研人员都具有较高的参考价值。

图书在版编目(CIP)数据

上海健康科技创新评价报告. 2019/何达主编. —上海:
上海交通大学出版社,2020
ISBN 978 - 7 - 313 - 23110 - 9

Ⅰ.①上… Ⅱ.①何… Ⅲ.①健康—技术革新—研究报告—上海—2019
Ⅳ.①R161

中国版本图书馆 CIP 数据核字(2020)第 050148 号

上海健康科技创新评价报告(2019)
SHANGHAI JIANKANG KEJI CHUANGXIN PINGJIA BAOGAO (2019)

主　　编:何　达	
出版发行:上海交通大学出版社	地　　址:上海市番禺路 951 号
邮政编码:200030	电　　话:021 - 64071208
印　　制:苏州市古得堡数码印刷有限公司	经　　销:全国新华书店
开　　本:710mm×1000mm　1/16	印　　张:12.5
字　　数:201 千字	
版　　次:2020 年 7 月第 1 版	印　　次:2020 年 7 月第 1 次印刷
书　　号:ISBN 978 - 7 - 313 - 23110 - 9	
定　　价:78.00 元	

编　委　会

序言

对于广大读者来说，健康科技创新也许是一个新名词，但习近平总书记提出的"创新是引领发展的第一动力"的理论，大家一定很熟悉。在各类创新领域中，作为第一生产力的科技创新处于最重要的地位，对生产关系起着决定性作用。而健康是一切生产发展的基础，没有全民健康就没有全面小康。因此，其实大家对健康科技创新并不陌生，尤其是全世界在抗击新型冠状病毒肺炎疫情的过程中，人们对互联网医疗加深了理解，对疫苗和抗病毒新药满怀着期待，对人工智能筛查和辅助诊疗充满了想象，而这些无一不是健康科技创新的重要内容。

具体而言，健康科技创新是指在科技创新的基础上，聚焦大健康领域的一种科学技术创新，包括基础研究、应用研究、试验开发和研究开发成果商业化的全过程。上海作为中国现代医疗服务体系、生物医药以及生物医学工程产业的发源地，拥有大量高品质的临床医疗机构、医药卫生企业、医学院校、科研院所和科研人员，在生物医药及医疗器械等产业中取得了举世瞩目的发展。但是，目前上海健康科技创新水平距离到 2030 年"全面建成具有全球影响力的科技创新中心"的城市建设目标和成为"具有全球影响力的健康科技创新中心"的行业建设目标还有多大的差距？以目前的发展水平为基础，上海应该用什么样的发展速度，在哪些方面更多发力，才能实现 10 年之后城市和行业的双重发展目标？这些问题目前还没有答案，因此，对上海的健康科技创新水平进行系统的评价，找出目前存在的关键问题就显得非常重要和必要。

　　本书从健康科技创新的概念介绍入手，详细讲解了健康科技创新的内涵和价值，总结了国际上有代表性的国家健康科技创新的相关政策和实践经验，梳理了新中国成立以来我国健康科技创新的政策，归纳了全球和上海健康科技的发展现状和趋势；在此基础上，针对上海情况设计了一套科学性较强且具有可操作性的健康科技创新评价指标体系，并对新医改以来上海历年的健康科技创新水平进行了定量评价，在肯定发展总体趋势向好的同时，指出了存在问题的领域并分析了可能的原因。本书对健康科技领域的决策制定者，对相关企业、医院、科研机构的管理者和科研人员都具有较好的参考价值。

　　本书的科研团队均来自上海市卫生和健康发展研究中心（上海市医学科学技术情报研究所），该中心是卫生健康领域知名的智库机构。本书科研人员立足本职，通过潜心科研为实现上海城市建设和行业建设的双重目标贡献智慧和力量。虽然目前的评价体系在概念界定、结果精确度、指标设计等方面可能仍然存在一定的问题，但我认为本书的研究对上海健康科技创新的现状评价具有突破性的意义，并且相信研究团队会在以后的研究工作中不断对体系加以完善，对上海乃至全国的健康科技创新水平进行更加精准的跟踪和评价。

　　衷心期盼上海健康科技创新能够更快、更好地发展，期盼我们的城市、我们的国家更加健康、富强！

上海市卫生和健康发展研究中心（上海市医学科学技术情报研究所）主任

目录

第一章

健康科技创新内涵及价值

　　健康是人民最具普遍意义的美好生活需要，是人民最可贵的财富。在 2016 年 8 月召开的全国卫生和健康大会上，习近平总书记明确提出要"将健康融入所有政策，人民共建共享"，强调"没有全民健康，就没有全面小康。要把人民健康放在优先发展的战略地位"。同年 10 月，中共中央、国务院印发了《"健康中国 2030"规划纲要》，提出"以普及健康生活、优化健康服务、完善健康保障、建设健康环境、发展健康产业为重点，把健康融入所有政策，加快转变健康领域发展方式，全方位、全周期维护和保障人民健康"[1]。2017 年，党的十九大报告进一步指出，人民健康是民族昌盛和国家富强的重要标志，要实施健康中国战略[2]。自此，健康中国建设进入了全面实施阶段。

　　提升 14 亿人民的健康水平和实现"健康中国"建设目标需要科技创新的引领和支撑。卫生与健康领域的科技创新是建设创新型国家的重要内容，是引领卫生与健康事业发展的原动力，是促进健康产业发展的关键举措[3]。2016 年 10 月，国家卫生健康委时隔 20 年召开全国卫生和健康科技创新工作会议，会议以同年 5 月和 8 月召开的全国科技创新大会和全国卫生与健康大会的精神为指引，确立了科技创新在卫生和健康事业中的核心位置。本次会议的召开，将卫生健康系统的智慧和力量凝聚到贯彻创新发展理念、加快创新驱动发展战略上来，对于推进卫生和健康科技创新，加快建设健康中国，具有里程碑

---

① 中共中央国务院."健康中国 2030"规划纲要[EB/OL]. http://www.gov.cn/zhengce/2016-10/25/content_5124174.htm.

② 求是网.习近平在中国共产党第十九次全国代表大会上的报告（全文）[EB/OL]. http://www.qstheory.cn/llqikan/2017-12/03/c_1122049424.htm.

③ 卫生计生委，科技部，食品药品监管总局，等.关于全面推进卫生与健康科技创新的指导意见[EB/OL]. http://www.gov.cn/gongbao/content/2017/content_5204904.htm.

意义①。

一、健康科技创新的概念

为了后续更好地对健康科技创新能力进行评价,本书在明确科技创新处于我国卫生和健康事业的核心位置的基础上,尝试界定健康科技创新的概念。当前,国内尚未有学者明确提出健康科技创新的概念,由于健康科技创新属于国家科技创新体系之一,因此,需在理解"科技创新"概念的基础上进行"健康科技创新"的概念界定。而"科技创新"的概念又起源于对"创新"的理解,因此,将在明确"创新"概念的基础上理解"科技创新"的内涵发展,再尝试界定"健康科技创新"的概念。

(一) 创新

创新是指以新思维、新发明和新描述为特征的一种概念化过程,包含三层含义:第一,更新;第二,创造新的东西;第三,改变。在经济学尚未被作为单独的学科进行研究前,创新的思想更多蕴含在哲学、社会学等学科中。比如,从哲学的角度来看,创新的思想最早可追溯到 1605 年,弗朗西斯·培根提出"知识就是力量"的著名格言,并在《新大西岛》中表述了"人—知识—自然"的互动过程,即人类通过知识了解并改变自然②。

而从经济学角度来看,创新不同于一般意义上的知识发现,更强调投入到具体的生产中,产生实际的经济效应。1912 年,约瑟夫·熊彼特提出了最为经典的以创新为核心的经济发展理论,他在《经济发展理论》一书中首次使用了"创新"(innovation)一词。他认为所谓"创新",就是"建立一种新的生产函数",就是把一种从来没有过的关于生产要素和生产条件的"新组合"引入生产体系。主要包括五种情况:①引进新产品;②引用新技术,即新的生产方法;③开辟新市场;④控制原材料的新供应来源;⑤实现企业的新组织③。

(二) 科技创新

从熊彼特对创新的定义来看,创新是通过新工具或新方法的应用,创造出新的价值的过程。因此,创新从一开始就不是一个科学或技术概念,而是经济

① 为健康中国建设提供强大科技动力和支撑[N]. 中国人口报,2016 - 10 - 17(01).
② 张天译. 中国区域创新能力比较研究[D]. 吉林大学,2017.
③ 方丰,唐龙. 科技创新的内涵、新动态及对经济发展方式转变的支撑机制[J]. 生态经济,2014,30(06):103 - 105.

概念。

20世纪60年代,随着新技术革命的快速发展,美国经济学家华尔特·罗斯将"创新"的概念发展为"技术创新",并把"技术创新"提高到"创新"的主导及主体地位。美国国家科学基金会在其报告《1976年科学指示器》中,将技术创新定义为"将新的或改进的产品、过程或服务引入市场"。该定义与熊彼特的定义一脉相承,强调了技术的应用以及技术价值的市场实现。因此,技术创新也不是一个技术概念,而是一个经济概念。

20世纪80年代,随着生命科学与技术、信息科学与技术等高科技领域的不断兴起,科学与技术发展日益融合,两者之间的边界日益模糊。基于科学的技术和关于技术的科学同时并存,科学的技术化和技术的科学化同步发展,形成了科学和技术之间相互作用、相互结合、相互渗透、相互转化的新关系。在这种背景下,科技创新逐渐取代创新和技术创新而成为世界各国广泛关注的一个重要概念。可见,科技创新是一个不断发展的概念,其内涵与外延与一定时期的经济和社会发展背景密切相关。而高新技术的兴起和知识经济的到来,也使得人类更清晰地认识到科学与技术之间是一个非线性的、复杂的、相互促进的双螺旋结构关系。

国内关于"科技创新"这一概念的探讨,还处于仁者见仁、智者见智的阶段,尚没有明确的、统一的提法。但是综合科技创新概念的分析来看,我国学术界对科技创新概念的界定延续了先前"科学"与"技术"的两分法。杨东昌(2007)认为,科技创新是贯穿于整个科学技术活动过程中的所有创造新知识、产生新技术、应用新知识和新技术的科学技术活动和经济活动[1]。张来武(2011)结合科技创新的时代背景和历史沿革,提出科技创新是将科学发现和技术发明应用到生产体系中,创造新价值的过程。科技创新不是以科学中的发现或技术上的发明作为其标准,而是以实现市场价值为其判别标准,只要发现或发明的成果还没有转化为新产品、新服务,没有创造出新的价值,它就不属于创新的范畴[2]。他表示,没有实现市场价值或者不强调市场价值实现的科学发现和技术发明,只能称之为科技进步而不是科技创新。科学发现、技术发明与市场应用三者之间是一种复杂的既对立又统一、协同演进的关系,为三螺

---

① 杨东昌. 试论科技创新的内涵及其系统构成要素[J]. 科技信息(科学教研),2007(24):324.
② 张来武. 科技创新驱动经济发展方式转变[J]. 中国软科学,2011(12):1-5.

旋结构。科技创新就是科学发现、技术发明与市场应用在协同演进下的一种复杂涌现，是这个三螺旋结构共同演进的产物。方丰（2014）认为，科技创新主要包括知识创新、技术创新以及现代科技引领的管理创新三种类型。知识创新的核心是科学研究，主要形式是产生新的思想观念和公理体系，其功能是通过界定新概念范畴和提出理论学说为人类认识世界和改造世界提供新的世界观和方法论；技术创新的核心内容是科学技术的发明、创造和价值实现，其功能是通过推动技术进步与应用创新的双螺旋互动提高社会生产力的发展水平，提升经济增长质量与效率；管理创新由以社会政治、经济和管理等宏观管理层面的制度创新和单个经济决策主体微观管理层面的创新构成，其核心内容是通过宏观层面的制度引导与规范，以及微观组织与管理方式的变革，激发创新生产要素的潜力和使用效率，促使社会创新资源的优化配置，为最终实现知识创新与技术创新创造良好的条件[1]。王仁祥（2016）认为，科技创新源于技术创新并丰富于技术创新，强调科学知识的积累、科学研究的发现以及科技成果的转化应用[2]。

总体来看，国内关于"科技创新"的概念探讨主要遵循以下特点：①概念界定延续了先前的"科学"与"技术"的两分法；②遵循创新经济学表现形式，彰显了科技创新的经济学功能；③强调科学发现、技术发明和市场应用三者之间的协同演进。

（三）健康科技创新

健康科技创新，是指在科技创新的基础上，聚焦大健康领域的一种科学技术创新。健康科技创新包括基础研究、应用研究、试验开发和研究开发成果的商业化的全过程，横跨国民经济中的第一产业（农业）、第二产业（制造业）、第三产业（服务业），涉及面广，管理部门多。同时，健康科技创新投入具有超前性、风险性、长效性等特点，健康科技创新产出具有多样性、时滞性、衍生性等特征[3][4]。

---

① 方丰,唐龙.科技创新的内涵、新动态及对经济发展方式转变的支撑机制[J].生态经济,2014,30(06):103-105.

② 王仁祥,黄家祥.科技创新与金融创新耦合的内涵、特征与模式研究[J].武汉理工大学学报(社会科学版),2016,29(05):875-882.

③ 石也连.我国健康产业发展对策研究[D].合肥工业大学,2016.

④ 胡迅雷.国家健康科技产业(中山)基地产业转型升级策略研究[D].电子科技大学,2015.

二、我国健康科技创新的制度优势

在全球创新指数等榜单上可以发现一个有意思的现象，在所有非西方国家中，中国的科技创新表现最佳；而在所有创新能力较强的国家中，中国是唯一不具有西方民主体制的[①]。这引出了一个科学社会学的问题：为何一个非西方民主国家能够在短时期内提升其创新能力？邓小平在20世纪80年代就曾对比说："社会主义同资本主义比较，它的优越性就在于能做到全国一盘棋，集中力量，保证重点。"本部分将主要阐述中国特色社会主义制度给我国科技创新乃至健康科技创新带来的制度优势，以便更好地理解我国社会主义制度影响下健康科技创新的历史发展。

了解制度安排对科技创新的作用，首先需要了解国家创新系统的概念。英国著名经济学家、国家创新系统理论家克里斯托弗·弗里曼（Christopher Freeman）1987年在其著作《技术和经济运行：来自日本的经验》中，首次明确提出了国家创新系统的概念，即"公共部门和私营部门中的各种组织机构以促进新技术启发、引进、改造和扩散为目的而构成的网络"。他认为政府政策要素在国家创新系统中起关键性作用。从宏观经济学角度出发，弗里曼研究了科技创新与国家经济发展之间的关系，发现近代科技革命以来，世界科技中心由英国到德国再到美国的转移，不仅仅是技术创新发明的结果，更是国家制度安排和组织创新的结果[②]。美国学者理查德·R·纳尔逊（Richard R. Nelson）1993年在其专著《国家（地区）创新系统：比较分析》中，特别强调国家制度安排对于科技创新发展的决定性作用，认为在国家相关制度安排保障下，创新机制能够使公有技术和私有技术保持平衡，进而有效促进创新要素实现高效交流互动。此外，针对科学技术发展的不确定性，纳尔逊进一步指出，为了保证创新系统合作和分享等机制有效发挥作用，国家宏观制度安排需要根据科学技术发展的变化进行适时调整[③]。可见，国家（或政府）通过建立适应的体制及完善有关政策，不断优化科技创新的外部环境，使各种创新活

① 政治制度与创新绩效：中国科技跃进的多重成因[EB/OL]. https://www.thepaper.cn/newsDetail_forward_1924959.

② FREEMAN C Technology policy and economic performance：lessons from Japan [M]. London：Frances Pinter，1987.

③ NELSON R National innovation systems：a comparative analysis [M]. Oxford：Oxford University Press，1993：19.

动通过"国家"进行集成，形成远远大于单个主体创新能力简单叠加的整体协同创新能力。

（一）变革历程

发挥举国体制的制度优势推动科技创新，是新中国成立以来重大科技活动组织实施的重要经验①。纵观新中国 70 年来科技创新发展和跃迁的历程，会发现新中国科技创新发展的节奏，与中华民族从"站起来"到"富起来"，再到"强起来"的节奏是紧密合拍的②。不同阶段的科技成果对应不同阶段的科技创新体制改革，大致可分为三个阶段③：

1. 1949—1977 年：计划体制下的科技创新体系

1949 年中华人民共和国成立，人们对社会主义制度的认识主要集中在两个方面，一是生产资料的公有制，二是社会生产的计划性。由于科研生产资料的公有化难度小，科技体系成为新中国成立后计划体制特征最明显的领域之一。

在计划经济体制下，对科学技术活动采取计划管理，也形成了具有"自封闭的垂直结构体系"特征的科技体系。政府控制了大部分研发活动，对科研工作所需资源进行统一调配，拥有创新资源的所有权和分配权，因此本质上也是一种"政府指令型"国家科技系统。具体表现为国家通过科技规划实现对科学活动的管理和干预。科学技术规划是中国当代科学体制的一个重要组成部分，而且它最直接地反映了国家经济运作的哲学观念。20 世纪 50 年代，"规划"或"计划"是科层组织运用最多的管理术语（之一）。对于科学，政府积极推进计划程序，以此实现对科学发展的干预目标。

2. 1978—1992 年：计划体制内的改革

1978 年中国进入改革开放的新时期，中国在较短时间内恢复和重建了一大批科研机构。但值得指出的是，在重整过程中的机构建设，并未有效地解决"政府指令"科技创新体系中存在的科技与经济脱节、重复建设以及力量分散等问题，相反，却使"政府指令"体系在运行机制上的这些弊端在新的目标导向

---

① 黄涛.充分发挥科技创新的制度优势[N].湖北日报.

② 骆轶航.科技创新 70 年 只有新中国才能破解"李约瑟难题"[EB/OL]. https://www.pingwest.com/a/195264.

③ 李正风,武晨箫.中国科技创新体系制度基础的变革——历程、特征与挑战[J].科学学研究,2019,37(10)：1729-1734.

中更加突出地表现出来。这一事实导致了对既定的创新系统的体制性反思，以及需要对这种体制进行改革的认识。

1985 年 3 月 13 日，《中共中央关于科学技术体制改革的决定》正式发布，对科技体制的改革开始全面展开。从这一时期改革的内容看，重塑国家科技创新体系的主要办法是改革拨款制度、引入竞争机制，用经济手段来部分替代单纯依靠行政手段的运行机制。尽管仍然是在计划体制框架下的改革，但"市场"机制的局部引入已然触及生产资料所有权、分配权和资源配置模式等根本性问题，并在一定范围内带来了革命性的变化。

3. 1992 年之后：探索社会主义市场经济体制下的科技创新体系

1992 年邓小平视察南方谈话开启了中国科技创新体系制度基础的变革的新阶段。如果说改革开放之后至 1992 年是在修补、调整旧体制的同时，不断挑战旧体制的制度基础，那么 1992 年之后的改革则逐步进入到自觉重建新的制度基础的新时期，是中国改革进程中更具革命性变化的新起点。

1993 年十四届三中全会通过了《中共中央关于建立社会主义市场经济体制若干问题的决定》，其中关于科技体制改革，明确提出如下要求：改革科技管理体制，加快国家创新体系建设，促进全社会科技资源高效配置和综合集成，提高科技创新能力，实现科技和经济社会发展紧密结合。同年 10 月 1 日，我国第一部科学技术基本法——《中华人民共和国科技进步法》开始实行，明确了加强自主创新能力在科技进步中的重要性。1995 年，中共中央、国务院发布了《关于加速科学技术进步的决定》，这个重要文件往往被认为以提出实施"科教兴国"战略为重要标志，但更根本的意义在于该文件明确提出了"建立适应社会主义市场经济体制和科技自身发展规律的科技体制"的改革目标。2016 年，中共中央、国务院印发了《国家创新驱动发展战略纲要》（以下简称《纲要》），开启了我国建设世界科技强国的新征程。《纲要》围绕四个全面的战略布局，明确了实施创新驱动发展战略的要求、部署任务和保障措施等，提出了三步走的战略目标：2020 年进入创新型国家行列，2030 年跻身创新型国家前列，2050 年建成世界科技创新强国。

综合以上的变革历程，我国科技制度从建立初期国家统一管理、方向高度集中、政治色彩浓厚的计划发展模式转变为现阶段以自主创新、市场导向、企业主体、面向国际、着眼未来等为特征的产学研协同创新的现代科技创新体系,体现出了渐进性的变迁特征①。

(二) 制度优势

举国体制在我国科技和经济发展过程中发挥了重要作用,充分体现了社会主义制度能够集中力量办大事的优越性。举国体制以实现国家利益为根本目标,以国家意志支配科技活动的过程和方向,以公共财政的支持为主要手段,为科技创新提供适宜的规则体系、组织构架和各类资源保障。

党的十九届四中全会发布了《中共中央关于坚持和完善中国特色社会主义制度、推进国家治理体系和治理能力现代化若干重大问题的决定》,全面总结了中国特色社会主义制度和国家治理体系的显著优势,这些优势也为中国科技创新发展提供了根本保证,具体体现在以下方面②:

(1) 坚持党的集中统一领导,坚持党的科学理论,保持政治稳定,确保国家始终沿着社会主义方向前进的显著优势,意味着坚持党对科技事业的领导,健全党对科技工作的领导体制,发挥党的领导政治优势,为我国科技事业发展提供了坚强政治保证。

(2) 坚持全国一盘棋,调动各方面积极性,集中力量办大事的显著优势,意味着协调不同的创新主体,形成创新的强大合力,集中突破制约科技创新发展的重点领域,找准自身的优势实现"弯道超车"。

(3) 坚持公有制为主体、多种所有制经济共同发展和按劳分配为主体、多种分配方式并存,把社会主义制度和市场经济有机结合起来,不断解放和发展社会生产力的显著优势,意味着坚持和完善以公有制为主体、多种所有制经济共同发展,在发挥国有经济创新功能的同时发挥非公有制经济的创新活力,推动国家创新能力的全面提升,使市场在资源配置中起决定性作用的同时更好地发挥政府作用,最终实现科技创新资源的优化配置。

(4) 坚持改革创新、与时俱进,善于自我完善、自我发展,使社会始终充满生机活力的显著优势,意味着坚持以深化改革激发创新活力,加强创新驱动系统能力整合,加速聚集创新要素,提升国家创新体系整体效能。坚持德才兼备、选贤任能,聚天下英才而用之,培养造就更多更优秀人才的显著优势,意味着不断改善人才发展环境、激发人才创造活力,大力培养造就一大批科技人才

---

① 张雷,刘睿博. 新中国 70 年科技制度的历史演进及启示[J]. 中国高校科技,2019(10): 25 - 29.
② 求是网. 制度优势是科技创新快速发展的根本保证[EB/OL]. http://www.qstheory.cn/wp/2019-12/07/c_1125319573.htm.

和高水平创新团队。

会上同时强调"完善科技创新体制机制",提出"构建社会主义市场经济条件下关键核心技术攻关新型举国体制"的要求。新型举国体制最显著的特征在于正确处理政府与市场的关系。在新型举国体制中,政府与市场不是非此即彼的对立关系,而是要相互依存、互为补充。与传统举国体制相比,新型举国体制既要贯彻国家意志,聚焦国家重大战略需求,把创新资源优先配置到合适的领域,高效组织科研活动协同攻关,实现国家战略目标,也要维护和激发各类创新主体的活力,发挥市场在科技资源配置中的决定性作用。新型举国体制要从行政配置资源为主向市场配置资源为主转变,从产品导向向商品导向转变,从注重目标导向向目标与效益并重转变,达到传统举国体制无法实现的投入低、效率高、效益好的效果①。

三、我国健康科技发展史上的里程碑事件

新中国成立初期就开始的爱国卫生运动,通过动员群众的方式,贯彻预防为主的卫生工作方针,改变国民生活环境和生活方式,健康知识和行为得到大范围的普及。起源于 20 世纪 60 年代的赤脚医生,通过依托集体经济和群众运动,以低廉的成本向农村地区提供初级卫生保健,对解决农民缺医少药问题、维护农民健康起到了独特的作用,在有限的社会条件下缓解了广大农村缺医少药的公共问题②。这些符合当时中国特点的卫生和健康活动和形式,是我国健康科技创新发展的历史环境。在这样的环境中,我国的医药卫生科技创新从无到有,从零散到系统。

(一)药物制剂

在药物制剂方面,1953 年我国东北化学制药厂试制氯霉素成功③;1955年,卫生部生物制品研究所试制土霉素成功;1958 年上海试制成功麻疹减毒活疫苗,同年我国金霉素、土霉素、四环素、红霉素试制获得成功;1962 年,我国第一批脊髓灰质炎减毒活疫苗制成④;1965 年,世界上第一个人工合成的蛋白

---

① 眭纪刚,皓文. 制度优势结合市场机制 探索构建新型举国体制[EB/OL]. http://tech. ce. cn/
news/201912/06/t20191206_33789322. shtml.

② 李德成. 合作医疗与赤脚医生研究(1955—1983 年),浙江大学,2007.

③ 蔡景峰,等. 中国医学通史(现代卷)[M]. 人民卫生出版社.

④ 樊文海. 我国近代解剖学、生理学和医学部分成就年表(续)(1900—1989 年)[J]. 生物学通报,1991
(08):33 - 36.

质——牛胰岛素在中国诞生，在国内外引起巨大反响；1994 年，"人工麝香"获国家一类新药证书；1966 年，我国麻疹活疫苗大量投产和投入使用①。

（二）临床实践

在临床实践方面，1957 年，上海第二医学院施行心脏直视手术成功②，"人工心脏"动物实验在浙江医学院获得成功。1958 年，西安军医大学附属一院运用体外循环修补心脏缺陷成功。1958 年，上海第二医学院成功抢救烫伤面89.3％的患者，北京医学院进行动物心脏移植成功③。1959 年，中国医学科学院北京协和医院创建根治绒毛膜上皮瘤化学疗法④。1963 年，上海第六人民医院陈中伟医师断手再植成功。1964 年，上海医院成功为病人装置国产人造心脏膜⑤；1969 年，中国开始肾移植术。1972 年，保定地区第一医院成功为一患者摘除巨大肩胛瘤并行断臂合拢再植手术。1974 年，上海第二医学院成功在针刺麻醉下进行体外循环心内直视手术，中药麻醉用于临床手术获成功，上海第六人民医院成功施行游离肌肉移植手术。1986 年，中国医学科学院严文伟教授成功实施中国第一例自体造血干细胞移植⑥。

（三）医疗器械

在医疗器械方面，我国医疗机构配置的医疗器械，经历了从无到有、逐渐丰富，再到精良的过程。

新中国成立初期，百废待兴，当时全国只有 70 多家医用刀剪钳镊及车床、台架等传统的产品制造商和医疗器械维修保养厂家，从业人员不到 2 000 人。在 20 世纪五六十年代的改造调整背景下，我国医疗器械产业出现较大发展，其中具有代表性的事件有：1952 年秋，被命名为"国庆号"的我国第一台 200毫安 X 线机由上海医疗器械厂和上海精密医疗器械厂共同研制成功；1963年，中国第一台能够批量生产的 A 型超声仪器在汕头被研制出来；1965 年，我国成功研制出第一代国产笼球型人造心脏瓣膜⑦。虽然这段时期国内做了积

① 陆璐，朱宏幼，陈云华，等. 麻疹疫苗对麻疹发病率的影响[J]. 中国公共卫生管理，2006(1)：45－47.
② 慕景强. 医学科技发展 60 年纪事[J]. 中国社区医学，2009,000(003)：2－5.
③ 盛志勇. 简要回顾中国烧伤医学发展——在纪念中华医学会烧伤外科学分会成立 30 周年大会上的讲话[J]. 中华烧伤杂志，2014,30(1)：1－2.
④ 张强. 十大科技成就[N]. 科技日报，2016－10－28(005).
⑤ 刘静. 建国以来我国卫生科技成就综述[J]. 中医药管理杂志，1994,05：19－21.
⑥ 汪明春，庞国元. 自体骨髓移植治疗急性白血病[J]. 临床血液学杂志，1988(2)：22－24.
⑦ 从萌芽到赶超：中国医疗器械产业发展的三大阶段[EB/OL]. https://xueqiu.com/3483303916/133671323.

极的努力和探索,但是由于国家工业羸弱、国力有限,对科研力量、制造工艺都有较高要求的医疗器械产业发展仍较为落后。直到20世纪80年代,我国县级医院配置的医疗器械,仍停留在X线机、生化分析仪、黑白超声仪的"三大件",基本局限于检查设备,而且检查手段非常有限。80年代末,城市大医院开始逐渐装备CT等医疗器械。改革开放之后,医疗机构的各式装备才真正逐渐丰富起来①。现在,我国的医疗器械装备水平有了质的飞跃,比如检查检验设备有了PET-CT、核磁共振,医用耗材有了心脏支架、人工关节,治疗设备有了手术机器人、重离子加速器,几乎目前世界上所有的高精尖医疗设备,我国都已装备。

虽然我国医疗器械起步较晚,但是通过国人的奋力追赶,国内逐渐崛起了一批高科技医疗设备制造公司,比如深圳的迈瑞医疗、上海的联影医疗等。迈瑞医疗成立于1991年,从拆解进口检验仪器,用国产零部件组装仿制开始,逐步艰难地探索前进。2006—2018年,迈瑞每年将超过10%的营业额投入研发,如今,其产品已涵盖生命信息与支持、临床检验及试剂、数字超声等各大领域。2015年,迈瑞医疗位列全球医疗设备供应商排行榜43名,其后在2017年成为国家发改委"发明专利拥有量前50名企业"榜单中唯一上榜的医疗器械企业②。联影医疗在大型高端设备的创新大战中逐步走入公众视野,公司成立于2011年3月,在短时间内实现了影像设备的全线覆盖和核心技术的全线突破,其自主研发的产品覆盖五大产品线,包括磁核共振MRI、CT、DR、核医学影像、直线加速器等,逐渐成为挑战通用电气等国外行业巨头的主干力量。联影医疗还是"十三五"国家重点研发计划"数字诊疗装备研发专项"中牵头承担科研项目数最多的企业之一。其开发的世界首台全景动态扫描PET-CT设备uEXPLORER,能够4D实时动态呈现全身器官代谢过程。

(四)公共卫生

在公共卫生领域,健康科技创新主要体现在两大方面,分别是传染病、地方病的控制以及卫生应急体系的建设。在传染病、地方病的控制方面,1958年,江苏省基本消灭黑热病,江西省余江县基本消灭血吸虫病;1964年后全国没有再发生天花;1999年,全国控制和基本消灭麻风病;2000年开始保持无脊

① 健康报.70年,医疗器械,从白手起家到装备精良[EB/OL]. https://www.sohu.com/a/340348860_162422.

② 迈瑞.创新研发[EB/OL]. https://www.mindray.com/cn/about/rd.html.

灰状态;2008 年在全球率先消灭丝虫病,达到世界卫生组织消除新生儿破伤风的标准;2014 年消除了致盲性沙眼[1]。在卫生应急体系的建设方面,2003 年的SARS 流行使得刚组建的中国疾病预防控制中心和全国疾病预防控制工作者经历了严峻的考验,加大了我国对公共卫生体系建设的决心和行动,从而加快了卫生应急法制、卫生应急机制和卫生应急体制以及卫生应急预案的全面建设,突发公共事件卫生应急能力得到了全面加强。中国逐步从应对 SARS 的"无序",到应对甲型 H1N1 流感的"有序",再到埃博拉疫情的"零输入",2014 年独立援助西非抗击埃博拉疫情,以及 2019 年末 2020 年初迅速抑制新型冠状病毒肺炎,用实力见证了中国公共卫生的责任担当[2]。

四、健康科技创新的重要性

科学技术的发展受到社会环境的约束,同时又在特定的社会环境中进行,并发挥着其独特的社会功能。两者是相互制约、相互影响、协同发展的关系。

健康科技创新同样遵循上述发展规律,同时由于社会发展需求和经济水平的提高,人类对健康科技的要求逐步提高。故而健康科技创新已经成为社会的一个重要组成部门,对社会有着全方位的影响。健康科技创新推动了健康科技进步,推动了社会进步,推动了人类的文明进程。

首先,健康科技创新推动了社会物质层面的发展。人类社会早期饱受生老病死的考验,随着健康科学技术革新,人们逐步对疾病的原理及发展规律有了更全面的认识,对健康的需求也不断提高,例如追求舒适的医疗服务体验、便捷快速的就医方式、精准的用药需求,等等。健康科技创新促进了卫生事业的发展和进步,为提高人类健康水平、改善人类生存环境提供了科学的保证。

其次,健康科技创新推动了人类精神文明的进程[3]。当代的文明是以科学为中心的文明。21 世纪的发展中,健康科技创新在精神层面的发展更是令人瞩目。一是健康科技创新是构成精神文明的重要模块。健康科技创新包含的科学思维方法和科学精神,使人类进一步脱离愚昧、无知、迷信、落后的状态,是提高人口健康素质和精神境界的重要途径。同时,大力发展健康科技事业,提高全民族的健康科技文化素养,是建设社会主义精神文明的重要组成部分。

---

① 杨维中. 中国公共卫生 70 年成就[J]. 现代预防医学,2019,46(16):2881-2884.
② 吴俊,叶冬青. 新中国公共卫生实践辉煌 70 年[J]. 中华疾病控制杂志,2019,23(10):1176-1180.
③ 马恩. 科技创新对精神文明建设的作用[J]. 社会主义论坛(4):26-28.

二是健康科技创新是健康素养传播的重要内容,又是发展健康素养的有力手段和推动力量。健康科技创新促进了健康素养内容的不断扩展和深化,因为健康科技知识创新不断向健康教育提出培养能掌握和运用现代健康科技人才的新要求,这种需求促进了健康教育结构、门类的调整变化和规模的日趋扩大,故而健康科技创新的成果为健康教育现代化提供了物质技术手段,使传播健康教育手段发生变革,提高了人民的健康素养。

再次,健康科技创新在人文价值方面形成"以人为本"的重要理念[①]。在衡量健康科学技术价值的过程中,以前的以"科学"为唯一衡量标准,转变为"以人为本",更加关注以人和家庭为单位的健康主体所得到的利益,并用此价值衡量和规范健康科技价值。随着健康科技创新的不断发展,逐步重视了技术与人文的协调统一,实现了对人的终极关怀,弘扬了人文精神。

最后,健康科技创新提高了人类抵御疾病的能力,保护和促进了人类文明的进步。健康科技创新不仅事关国家发展,而且与每位中国百姓都息息相关。尽管目前我国在健康科技创新的大部分领域中都还处在"跟跑者"阶段,但是在 2020 年抗击新型冠状病毒肺炎疫情的过程中,健康科技发挥了重要的作用。多平台 App 争先上线,实现网上义诊,减少患者外出,降低传染风险。浙江省疾控中心上线自动化全基因检测分析平台,运用 AI 算法,检测时间由一小时缩短至半小时,同时扩大了检测范围,提升了确诊效率,还能提前发现病毒变异情况。多家人工智能企业推出智能医疗服务机器人,帮助医护人员更高效、安全地诊断病情,主要集中在辅助诊疗、决策分析以及代替体力劳动三个领域,比如无人导诊、自动响应发热问诊、引领病人及初步诊疗,实现医生对病人的远程诊疗,避免医护人员与病患直接接触,减小发生交叉感染的可能性,提高病人的诊疗效率;又比如利用人工智能对诊疗信息进行收集、上报、统计和分析,帮助医护人员更快做出医疗决策;再比如研发能够递送化验单、药物的无人机器人,减轻医务人员工作量。人工测温系统采用"人体识别 + 人像识别 + 红外/可见光双传感"技术,相较传统测温筛查手段,识别效率更高,无需接触即可测温,误差不到 $0.03℃$,并在北京海淀政务大厅和海淀区部分地铁站展开试点应用。与世界领先水平相比,虽然我国的健康科技创新的基础还有待夯实,创新水平还存在一定程度的差距,但是健康科技创新技术在阻止疾

① 焦海丽. 论"以人为本"的科技发展观[D]. 中共陕西省委党校,2006.

病侵犯人类的过程中已经发挥着重要的作用,促进了人类文明的进步。

五、健康科技创新的市场价值

健康科技创新在国民经济产业中涉及多个领域。第一产业涵盖有机农业和中草药种植业等产业;第二产业涵盖健康食品业、医药制造业、健康装备器材制造业等产业;第三产业涵盖医疗卫生服务业、环境和公共设施管理业、健康管理业、健康金融服务业等产业[①]。

健康科技创新是通过新技术、新产业、新业态、新商业模式等多种技术模式创新方式,提升经济增长。健康科技创新带来了非常显著的经济效益,从临床药物、机器的研发,到互联网诊疗模式的创新,得到了健康领域各产业链资本的关注,更是经济发展的重要领域。同时,随着人民对健康产品与服务的需求的不断提高,健康科技创新成为推动健康领域经济转型升级的重要动力,是经济社会发展的重要目标。同样,面对人民群众日益增长的健康需求,加快健康科技创新发展,促进经济增长,是中国经济发展的新方向。

国际上,以美国、德国、日本为代表的发达国家,健康产业增加值占 GDP 的比重均超过 10%。美国有以制药业、医疗器械和设备、健康医疗服务、医疗保险及医学研究等闻名的印第安纳州健康产业;日本的神户医疗产业则将医疗相关产业与资源高度聚集,形成很强的服务能力和品牌优势;欧洲最强大的生命科学产业集群之一是丹麦药谷,同时也是生物制药产业的集聚地。健康产业是这些国家的重点投资领域之一,形成"医、药、养、学、研"一体化新型服务模式,成为社会和经济发展的重要引擎[②]。

在我国,随着人口增长和经济发展,健康产业的需求将不断扩大,市场潜力无限,发展前景不可估量。同时《"健康中国 2030"规划纲要》对整个健康产业规模给出相应指标,预计 2020 年健康产业总规模将突破 8 万亿元,2030 年将突破 16 万亿元,10 年间行业规模将翻倍。近些年,各省市都把发展重点放在健康产业上,将其作为新兴产业和新经济增长点。如上海市、北京市、深圳市、宁波市等均编制了健康产业专项规划,重点推进健康产业发展。以上海虹

---

① 张车伟,宋福兴,王桥,程杰,等.大健康产业蓝皮书:中国大健康产业发展报告(2018)[M].社会科学文献出版社,2019.

② 崔炜.发展健康产业是引领我国经济增长的重要动力[EB/OL]. http://www.xinhuanet.com/gongyi/yanglao/2017-07/20/c_129659932.htm.

桥国际医学园区、广州国际健康产业城、武汉中国健康谷、成都国际医学城、大连国际生命健康城、南京生命科技城等为代表的健康产业园区(基地)都在加速推进建设。发展健康产业,推动改革创新、跨界融合,能够从单一救治模式转向"防、治、养"一体化模式,推广健康生产生活新方式,具有较为广阔的发展前景。依托健康资源,发展专业医疗护理、老年护理、照护康复、养生疗养、中医保健等健康服务产业,构建多层次的康护疗养产业体系,对满足人民群众的健康需要、全面建成小康社会具有重要意义。

健康科技创新对我国健康产业发展有着至关重要的作用,主要体现在以下几个方面:

(一)健康科学技术创新有助于经济增长

1988 年,邓小平同志提出"科学技术是第一生产力"这一战略性的论断。1995 年,江泽民同志说:"创新是一个民族进步的灵魂,是国家兴旺发达的不竭动力。"这两个论断深刻揭示了创新的本质和重要性。可以毫不夸张地讲,科学技术创新是人类财富之源,是经济增长的根本动力,健康科技创新同样如此。

健康卫生资源浪费已成为我国经济增长的严重障碍[1]。只有依靠健康科技创新重组生产要素,提高资源利用效率,解决资源浪费,才能实现集约型经济增长。随着现代科学技术的飞速发展,健康科技创新能力成为提升国家核心竞争力的必由之路。在 2016 年 10 月 16 日发布的《关于全面推进卫生与健康科技创新的指导意见》(国卫科教发〔2016〕50 号)中,我国第一次在政策层面明确提出健康科技创新在经济领域中的重要性。《"健康中国 2030"规划纲要》和《"十三五"国家科技创新规划》明确指出,到 2020 年,健康科技创新要在国家科技创新体系诸领域中位居前列,中国特色的卫生与健康科技创新体系的整体效能显著提升,有力支撑"健康中国"建设目标的实现,促进经济增长。

(二)健康科学技术创新有助于提高企业经济效益

社会和经济发展的经验表明:科学技术创新是企业的生命力[2]。不创新的企业是无法生存的,不持续创新的企业是无法发展的。创新意味着生存和发展,不创新则灭亡,对于企业而言是一条难以改变的规律[3]。

改革开放以来,我国经济飞速发展,综合国力不断提高。但是企业的经济

① 秦永方.医疗卫生资源配置政策取向的思考[J].中国卫生资源,2008,01:6-7.
② 王建宙:科学技术的创新是企业的生命力[J].上海企业,2011(6):116.
③ 石变珍.打造创新型企业[J].区域经济评论,2004(4):34-35.

效益始终不高,尤其是国有大中型企业的经济效益,是历届政府急需解决的问题和难题且收效甚微①。其中关键问题在于,企业未充分利用科技创新改善产品结构,提高产品质量,增加产品附加值,适应市场的需求②。

（三）健康科技创新促进经济转型升级

加快转变经济发展方式,实现经济持续、更高水平发展,是中等收入国家跨越"中等收入陷阱"必经的阶段③。经济转型升级必须要彻底摒弃用旧的思维逻辑和方式方法再现高增长的想法,经济发展方式必须从规模速度型转向质量效率型,发展动力需要从依靠资源和低成本要素投入转向创新驱动。健康科技创新顺应新时代我国经济转型的方向,有力助推新产业、新业态、新模式的创新发展,促进形成绿色生产方式和消费方式,加快推动经济增长向依靠内需驱动④。

（四）健康科技创新全面深化供给侧结构性改革

供给侧结构性改革是经济工作的主线,重点是要用改革的办法推进结构调整,不断扩大有效供给和中高端供给⑤。供给侧结构性改革的目的是提高供给能力,满足广大人民群众的生态环境需求和物质文化需求⑥。健康科技创新以更高效率的要素配置方式,借助新技术、新经济等现代生产方式和经营模式,扩大生态和健康等中高端产品和服务供给,实现供给与需求的更有效匹配,推动经济更高质量发展⑦。

（五）健康科技创新贯彻新发展理念

理念是行动的先导,新时代需要有新的发展理念引领。坚持创新、协调、绿色、开放、共享的发展理念是新时代发展的重要行动指导,需要融入经济社会发展各领域中⑧。动力问题需要创新发展解决,不平衡问题要靠协调发展处理,人与自然的和谐关系需要通过绿色发展实现,内外联动离不开开放发展,

① 晓亮.国有大中型企业摆脱困境的出路只能是深化改革[J].理论前沿,1994(14):6-8.

② 周通.改进结构,提高质量,增加产品附加值[J].中华手工,17(4):12-14.

③ 王仕军.跨越"中等收入陷阱"与加快转变经济发展方式[J].理论学刊,2012(6):51-55.

④ 王忠禹.转型升级,改革创新,实现新常态下企业健康发展——在2015年全国企业管理创新大会上的讲话[J].企业管理(5):13-14.

⑤ 石宗.供给侧结构性改革:施治中国经济的良方[J].时事报告大学生版,2016(1):25-33.

⑥ 吴培.从《资本论》看供给侧结构性改革的理论内涵[J].《资本论》研究,2017,13(00):54-62.

⑦ 张车伟,宋福兴,王桥,程杰,等.大健康产业蓝皮书:中国大健康产业发展报告(2018)[M].社会科学文献出版社,2019.

⑧ 中共中央宣传部.《习近平总书记系列重要讲话读本(2016年版)》.学习出版社,2016.

公平正义依靠共享发展①。

　　综上所述,发展健康科技创新是我国经济模式的重要探索之路,有利于推动物质文明和精神文明协调发展,实现全民共享改革发展成果。借助互联网、大数据、生物医药等新健康领域相关技术发展潮流,积极鼓励资本市场力量进入健康科技创新领域,充分开发广阔的市场潜力,大力发展健康领域的科技创新,形成新业态、新模式,推动产业转型升级,努力形成以优美生态为基础、以创新驱动为引领、产业链条完整、竞争力强的现代健康科技创新经济体系。

---

① 张车伟,宋福兴,王桥,程杰,等.大健康产业蓝皮书:中国大健康产业发展报告(2018)[M].社会科学文献出版社,2019.

第二章

国际健康科技政策和实践经验

　　人民健康是重要的社会民生问题,科技正不断改变着人们的生活,催生全新的疾病诊疗模式和健康创新业态。本章基于世界知识产权组织和美国康奈尔大学等机构发布的"2018 年全球创新指数报告"、国际权威医学期刊《柳叶刀》发布的 2018 年全球医疗质量和可及性排名、2018 年世界 GDP 排名,考察科技创新能力、医学水平、经济实力排名均靠前的国家在健康科技领域的重要规划与布局,涉及的国家主要包括美国、日本、德国、英国、法国、加拿大、澳大利亚、瑞士、瑞典、以色列等 10 个国家,旨在梳理国际健康科技创新政策和实践经验,归纳健康科技创新的国际规律。

一、美国

　　美国政府的政策和大力支持促使美国成为科技强国。在应对变化和挑战时,美国政府通过局部的制度创新带动整个创新系统,保持科学技术的领先发展[①]。美国政府的多元投资,在医药健康领域形成了实质性的力量,产生了巨大的科技实力和经济效益。波士顿、旧金山的"硅谷"等科技中心对美国健康科技实力的发展起到了巨大的引领作用。

　　早在 2011 年,美国就推出了"国家机器人计划"(National Robotics Initiative, NRI),支持人工智能的基础研究,开展机器人的基础技术研究,开发协助型机器人,以提高老年人生活水平[②]。美国鼓励医疗中心、大学、研究院等公共机构与人工智能机构的人员建立合作伙伴关系,将人工智能技术用于解决以往传统方式难以解决的医疗问题,积极探索人工智能空白领域,扩大人

---

① 樊春良.美国是怎样成为世界科技强国的[J].人民论坛·学术前沿,2016(16):38-47.
② 陈骞.美国国家机器人计划资助重点[J].上海信息化,2016,(2):78-80.

工智能的覆盖面①。如在沃尔特·瑞德医学中心，利用人工智能对疾病并发症进行预测预防、改善治疗效果。美国注重发展电子化病历，对医疗大数据进行分析挖掘。同时，借助人工智能进行大规模基因组研究，识别出遗传风险的生物信息学系统，并预测新药物的安全性和有效性，为医疗诊断和处方提供决策支持系统，提高医疗效果、患者舒适度，并减少浪费②。

2015 年 10 月，美国发布新版《美国创新战略》，取代 2009 年发布的旧版《美国创新战略》。新版《美国创新战略》的主要内容之一是催化国家优先突破点，其中包括：利用精准医学解决重大疾病难题，在保护个人隐私的前提下，推动基因组学、大型数据分析和健康信息技术的发展；通过大脑计划发展新神经技术，计划通过基因对大脑进行全方位的认知，协助科学家和医生更好地诊断和治疗神经类疾病。新版《美国创新战略》极具前瞻性，集中精力推进精准医疗、大脑计划、智慧城市等 9 大重点产业，给健康产业释放出良好的信号和远景，提升了产业发展信心。

2016 年 12 月，美国国会发布《21 世纪治愈法案》，从法律层面保障未来 10 年美国健康领域的一系列研究创新，包括脑研究项目、癌症研究项目以及根据个体基因设计的精准医疗项目③。《21 世纪治愈法案》是近年来美国健康科技布局中最具代表性、最为全面的专项政策④。美国食品药品监督管理局（FDA）采取多项措施来推动《21 世纪治愈法案》的实施，并设立了一个跨机构指导委员会，通过与相关中心和办公室的专家合作，来协助指导并协调《21 世纪治愈法案》内容的及时实施，改善医药产品创新环境、加快新产品上市的途径。

根据《21 世纪治愈法案》，美国成立了肿瘤卓越中心（Oncology Center for Excellent，OCE），致力于癌症治疗产品的评审与研究，批准了一系列基于细胞的基因治疗产品；美国生物制品、药品和医疗器械等产品中心通过与药品临床试验管理办公室、反恐和新兴威胁办公室合作共同制定《法案》第 3024 条的相关指南，授权食品药品监督管理局在临床研究风险符合相关标准中对于最

① 胡可慧，等. 美国、欧盟、英国、日本和中国医疗人工智能相关政策分析[J]. 中国数字医学，2019，14（07）：34 - 38.

② 谢俊祥，等. 美国医疗人工智能概况、问题及愿景分析——基于美国人工智能系列报告的解析[J]. 中国医疗器械信息，2019，25(17)：24 - 28.

③ 聂翠蓉. 美国公布《21 世纪治愈法案》最终版本[EB/OL]. http://news. sciencenet. cn/htmlnews/2016/12/362394. shtm.

④ 徐萍，等. 人口健康领域科技进展与趋势分析[J]. 世界科技研究与发展，2018，40(4)：4 - 13.

小风险的界定时,可以允许豁免知情同意;《法案》强调为潜在治疗方法提供加速途径的必要性,截至 2018 年 10 月 31 日,FDA 已经批准 11 项"再生医学前沿疗法"(Regenerative Medicine Advanced Therapy,RMAT)认定计划;FDA 还在努力实施《法案》中有关数字健康相关的规定,2018 年 10 月下旬,FDA 发布了数字健康技术系列指南中的第一份指南,被监管的数字健康技术类型越来越明确;FDA 发布了一份与《法案》提出的"突破性医疗计划"有关的指南草案,将为突破性医疗器械提供更为灵活的申请前程序;在药品审批方面,《法案》强调患者参与的必要性,2018 年 5 月,FDA 公布了一份指南制定的五年计划,用来加快以患者为中心的数据搜集和审评工作;《法案》中加快药物研发工具(Drug Development Tools,DDTs)开发和使用条款,明确了 FDA 在认定生物标记物和其他工具方面的角色,推动药物研发工具在药品和生物制品研发中的应用;《法案》特别建议 FDA 对有可能使用的真实世界证据进行评估,以支持已上市产品增加适应证的审批,或用来满足上市后研究要求[①]。

波士顿市位于美国东北部大西洋沿岸,教育和医疗资源密集,被誉为全美"医疗中心",拥有麻省总医院、波士顿儿童医院等知名医疗机构,且这些医疗机构与波士顿医学院、哈佛医学院都有紧密的人才交流与研究合作。从专利技术热点角度看,波士顿创新技术热点集中在医药制品、生物工程、生化检测等方面;从新兴技术研发角度看,主要聚焦于基因编辑和精准医疗技术;从学术论文研究热点角度看,波士顿市主要研究方向偏向于医学领域的肿瘤学、神经学等领域;从新兴技术学术研究角度看,波士顿对精准医疗的学术研究更为关注。

旧金山市位于美国西海岸,近年来,旧金山市逐渐向高科技、生物技术和医药研发等产业转型发展,生物技术和医药产业研究成为旧金山市的一大优势领域。从专利技术热点角度看,旧金山市信息技术比较突出;从新兴技术研发角度看,旧金山市更关注人工智能、虚拟现实技术;从学术论文研究热点角度看,旧金山市主要研究方向侧重于医学领域的肿瘤学、神经科学和生物科学;从新兴技术学术研究角度看,旧金山市对精准医疗技术较为关注。

二、日本

日本不仅是世界平均寿命最长的国家,新生儿、婴幼儿的死亡率也达到世

---

① Gottlieb S,蒋蓉.21 世纪治愈法案:医药创新的进展与发展路径[J].中国食品药品监管,2018,169(02):48-55.

界最低水平,保健医疗水准处于世界一流水平。日本政府对健康保健的强烈意识使得日本大健康产业不断发展完善,健康科技创新水平稳步提高。为制定合理且公开透明的科技创新政策,日本非常重视循证决策(Evidence-based Policy Making,EBPM)的科技创新政策制定①。东京大湾区既是日本经济增长的重要引擎,也是日本的科技创新中心,引领全世界健康科技创新发展。

2013年6月,日本内阁确定"日本再兴战略",把国民的健康长寿作为日本社会需要解决的问题,并希望通过发展与健康长寿相关的产业,不仅解决社会所面临的问题,而且可以创造出利用健康与医疗相关产业实现健康目标的实例,强化医药品和医疗器械的国际竞争力,开拓新的经济成长领域②。《日本再兴战略2016》提出日本将面向600兆元GDP创造新的成长型市场③,计划建设成为世界最先进的健康之国,面向健康、预防的保险外服务;活用物联网技术的医疗诊断、个性化医疗、个性化医疗服务(就诊信息、健康档案的整理分析与活用);活用机器人和传感器,减轻看护负担。日本通过《日本再兴战略2016》,确定2017年为日本人工智能元年,通过发展人工智能,关注人工智能在临床机器人、医疗辅助系统和医疗数据监管方面的应用,以逐步解决人口老化、医疗及养老等社会问题,扎实推进超智能社会5.0(Society 5.0)建设。

2017年日本第五期(2016—2020年度)《科学技术基本计划》的制定和执行由日本综合科学技术创新会议(CSTI)具体负责,《科学技术基本计划》对日本医疗科技创新领域发挥着战略布局的作用,提出日本国家层面的四大目标:保持持续增长和区域社会自律发展;保障国家及国民的安全放心和实现丰富优质的生活;积极应对全球性课题,贡献世界发展;创造知识产权,实现超级智能社会(Society 5.0)。

2017年6月,日本内阁会议通过《科学技术创新综合战略2017》,重点任务包括:进一步明确《科学技术基本计划》指导方针下的年度重点计划和具体实施;扩大科技创新领域官民共同投资。

---

① 王雯祎. 日本CRDS分析日本科技创新政策动向[EB/OL]. http://www. clas. cas. cn/xwzx2016/kxxw2016/zscqly/201905/t20190517_5296749. html.
② 平力群. 日本政府支持创新成果应用于老年护理[J]. 世界知识,2018,1738(23):20 - 22.
③ 刘瑞. "第三支箭"与日本经济未来走向——修订版"日本再兴战略"学术研讨会综述[J]. 日本学刊,2014(05):152 - 158.

2018 年 6 月，日本政府在第五期《科学技术基本计划》与《科学技术创新综合战略 2017》的基础上制定了《集成创新战略》，明确提出大力发展人工智能、生物技术、环境能源、健康医疗等重点领域。进入 21 世纪以来，日本通过其特有的"官、产、学、用"技术共推体系，在产业机器人智能化、自动驾驶、人形机器人、科研辅助、医疗保健、金融保险、商业营销等领域大力推动人工智能应用技术的发展，走在了世界前列。如今，日本已将人工智能技术应用于糖尿病、疾病诊断、预测药物致癌性等领域[1]。

东京聚集了日本最多的科技研究资源，共有 137 所大学，889 所自然科学研究机构，不少国际科技研发机构也位于东京，其整体科研实力可见一斑。从专利技术的热点角度看，东京技术创新热点集中在半导体技术、医学诊断、光学软件等方面；从新兴技术研发角度看，东京比较关注石墨烯、无人驾驶技术；从学术研究热点看，东京主要研究方向呈现多元化，包括医学、工程、化学等。

三、德国

德国在历史上就是一个非常注重健康科技创新的国家，希望生物技术产业成为继汽车、机械制造之后的第三大产业[2]。二战后，德国政府高度重视科技创新的复苏和发展，政府发挥主导作用，制定了连续系统的创新战略和创新政策。柏林-勃兰登堡地区是德国生物技术发展最快的地区，也是德国生物技术研究机构分布密度最高的地区。

1996 年，德国启动了 BioChance 计划，重点支持中型生物技术企业进行研发和产品商业化，为期 6 年，总投资 9 000 万欧元，是德国生物技术发展的关键计划之一，促进了德国健康科技创新的发展。新的生物技术企业大量涌现，集中形成了柏林和慕尼黑两个生物技术产业中心地区。

2006 年，德国首次发布《德国高科技战略》，并确立了 17 个现代技术创新范围，包括健康与医学、纳米技术、生物技术和材料技术等。《德国高科技战略》提高了德国在全球竞争中的地位，成功增加并整合了科研与创新投资。

2010 年 7 月，德国出台了《思想·创新·增长——德国 2020 高科技战略》，基于《德国高科技战略》的成功模式，提出了健康与营养、气候与能源等五

① 陈骞. 日本政府人工智能发展举措[J]. 上海信息化,2017,(10)：78-80.
② 付红波,等. 德国：全方位推进生物科技及产业发展[J]. 中国生物工程杂志,2008(10)：1-4.

个优先发展领域,确定了个性化医疗、优化饮食获取健康、独立的老年生活、全球知识的数字化与普及化等项目,并将在未来10～15年跟踪这些项目[1]。

2013年,德国新一届政府成立以后,又开始了新一轮的高新技术战略实施计划。联邦政府于2014年9月推出《新高技术战略——创新德国》,旨在把德国建设成为世界领先的创新国家,该战略延续了《德国2020高科技战略》中所强调的能源、健康等创新优先领域,并在此基础上将"智能交通"与"智能服务"等与数字化经济和"工业4.0"相关的科技创新列为优先发展领域。

2017年3月,经济合作与发展组织(OECD)和德国欧洲研究中心(ZEW)发布了《2016科技与创新展望报告》和《创新调研报告》,将数字化经济及社会、健康生活等六个领域作为"全球大趋势",也是德国在实施新高技术战略时的研究资助重点[2]。

2018年9月,德国出台了《高科技战略2025》,计划到2025年,实现科研支出占比国民生产总值3.5%的目标,战略计划主要内容涉及抗击癌症、智能诊治、以人为本的技术发展、人工智能的基本运用等12个方面,旨在加大促进科研和创新,保证可持续发展。

柏林是德国首都,位于德国东北部。制药、化学工业、食品工业等是柏林的传统优势产业,未来医疗经济、环境与能源技术等将成为柏林创新与技术发展重点。从专利技术的热点角度看,柏林技术创新热点集中在医药制品、信息安全、化学工程、材料分析、医疗器械等方面;从新兴技术研发角度看,柏林比较关注精准医疗技术研发;从学术研究热点看,柏林市呈现多方向发展,医学、化学、物理等均进入十大热门领域;从新兴技术学术研究角度看,柏林比较关注石墨烯技术。

四、英国

英国是制定欧盟卫生保健规则的重要参与者之一,在英国生产的产品能够在整个欧盟市场销售。此外,英国生物技术的发展也受益于欧洲医药鉴定局,其总部设在英国。英国脱欧以后,经济和贸易面临着很大的挑战,英国政府坚持把加强科学、研究与创新促进经济增长作为政府议程的核心。近年来,

---

[1] 中国科学技术部. 德国联邦教研部出台"2020—创新伙伴计划"推动东西部创新合作 [EB/OL] http://www.most.gov.cn/gnwkjdt/201210/t20121009_97135.htm.
[2] 张明妍. 德国科技发展轨迹及创新战略[J]. 今日科苑,2017(12):7-20.

英国科技创新战略为其经济发展注入了新的活力，生命健康行业是对英国经济增长贡献最大的行业之一。伦敦地区的生命科学一直都是成长最强劲的产业，为政府通过整合高校科研资源推动产业化提供了成功的榜样[1]。

研究理事会一直是英国政府支持基础性、探索性研究项目的最主要机构，研究理事会的拨款情况即体现了英国政府的科学研究布局。2015—2016财年英国7大研究理事会的研究经费总投入（含研究人员和研究生奖学金资助，不计运行管理费开支）约为32亿英镑。其中，医学研究理事会（MRC）获得的经费最多，为9.28亿英镑；其次是工程与物理研究理事会（EPSRC），为8.95亿英镑；再后依次是科学与技术基础设施理事会（STFC）、生物技术与生命科学研究理事会（BBSRC）、自然环境研究理事会（NERC）、经济与社会研究理事会（ESRC）、艺术与人文研究理事会（AHRC）。

英国政府继2017年发布了《工业发展战略绿皮书》后，2017年8月，英国生命科学办公室又发布了《生命科学产业战略》，阐述了如何在改善医疗质量的同时，构建英国生命科学产业的全球领先地位和国际竞争力。该报告针对加强科学研究与成果转化、强化企业发展与基础设施建设、推进英国国家医疗服务体系（NHS）与行业的互动和创新、支持数据的共享与合作，以及吸引生命科学人才与提升相关人员技能等主题，提出了英国发展建议。同时，该战略还建议建立医疗保健高级研究计划（HARP），促进慈善机构与NHS开展项目合作，变革医疗保健行业，并面向未来20年的医疗趋势创造优势发展条件。HARP提出了"未来10年2~3个全新行业"的战略目标和4个发展机遇，包括：加强基因组技术在医药领域的应用；建立平台，发展无症状慢性疾病的早期有效诊断；通过数字化与人工智能（AI）技术变革病理学与影像医学；健康老龄化。

同年4月，英国商业、能源与产业战略部宣布，政府设立产业战略挑战基金（ISCF），新基金的主要支持领域覆盖了多项优先技术，如人工智能、工业生物和医疗技术等领域，从2017—2020年，英国将投入1.97亿英镑用于制造药物的首创技术，从而加快病人获得新药和治疗的机会，为英国生物制药行业奠定出口优势[2]。脱欧以后，英国一方面继续加强同传统美欧国家的合作，另一

---

① 英国房产周刊. 伦敦生物医药科研城[EB/OL]. https://chuansongme.com/n/509571852627.
② 中华人民共和国国家科学技术部. 英国政府设立10亿英镑产业发展挑战基金[EB/OL]. http://www.most.gov.cn/gnwkjdt/201705/t20170512_132751.htm.

方面给予印度、南非等英联邦国家优惠政策以吸引人才①。目前,英国成为医疗健康科技创新的领航者,聚集了许多医疗、生物科技公司和科研机构,在医疗产品方面,英国也走在高科技和数字化领域的前沿。

2017年12月,英国发布《英国创新署:2017—2018年实施计划》②,提出了推动企业技术创新及商业转化的系列新举措,在健康与生命科学方面主要关注6个优先领域,包括开发新型临床前研究模型、技术和方法,加速新药研发;提高先进疗法的研发规模和产出;聚焦精准医疗,提高诊疗效果,创新产品销售模式;利用前沿技术提高农业生产力;革新食品技术和工艺,提高食品质量;利用生物技术应对健康、食物和能源领域的挑战。

2018年12月,英国政府发布第二轮《产业战略——生命科学部门协定》,进一步推出系列重大创新项目和配套措施,以确保英国生命科学领域创新在全球的领先地位,计划投资7 900万英镑建设世界领先的健康队列,吸引全球产业界和慈善界的投资,以推动疾病研究和工具开发,实现疾病的早期发现与早期诊断;未来5年在英国完成全球首个100万人全基因组测序,其中50万例通过NHS开展,50万例通过英国生物样本库项目完成;增资5 000万英镑支持数字病理学和放射学计划,迈出真正由国家出资支持早期诊断和先进诊断的第一步,推动NHS更有效地提供服务;投入3 750万英镑并制定计划,支持建设区域数字创新中心网络,提供专家临床研究数据服务,以及推动数据分析和共享;制定系列新政策,以支持NHS创新。

伦敦位于英格兰东南部,科技创新实力称雄欧洲,尤其在生命科学、数字经济等领域独占鳌头。伦敦生命健康领域的发展具有研究机构多、产业集群强、研发投入大、优质人才富足、创新成果多等特点。在伦敦,维康基金(wellcome trust)是全球性的慈善基金会,致力于改善人类和动物的健康,资助各类活动,包括研发中心。维康基金建立了布鲁姆斯伯里(Bloomsbury)临床医学研究中心,促进伦敦五所高等教育研究机构之间的合作,资金用于招聘和培训优秀的临床医生,以维持英国在临床热带医学的力量;资助伦敦疼痛联盟,目的是汇集大伦敦地区研究疼痛的人员,并培养下一代科学家;资助神经

---

① 张翼燕. 脱欧后英国的科技与创新政策动向[J]. 全球科技经济瞭望,2017,32(01):1-6

② Innovate UK. Innovate UK:Delivery Plan 2017-2018 [EB/OL]. https://www.gov.uk/government/uploads/system/uploads/attachment_data/file/668383/16.8011.01_Innovate_UK_Delivery_plan_FINAL.pdf.

退行性疾病计划,奖励合作和多学科研究。伦敦还与牛津、剑桥形成了英国最大的生物医学集群,被称为英国的黄金三角,包含了 4 所全球前 20 名的世界顶尖大学,4 个全球前 10 名的医学院,以及一些世界级的大型研究机构。同时,伦敦针对高科技人才的移民签证政策——(脱欧前的)欧盟人才流通政策,积攒了大量来自欧洲各个国家的高科技人才。

五、法国

法国是一个具有创新传统的国家,在制药等方面处于世界领先地位,得益于其不断强化政府对科研工作的领导,在长期加强基础研究的同时,注重科研成果向产业化转移的体制机制。法国政府以立法形式确保科研投入,重视基础研究的作用并持续稳定支持。在巴黎以南 30 公里处创建的"基因谷"聚集着法国最有潜力的新兴生物技术公司[①]。

1991 年开始,法国政府联合有关公司制定了一项生物技术工业的 5 年联合规划,其中医药保健和化学试剂成为重点开发的领域。2001 年,法国政府正式公布《2002 年生物技术发展规划》,决定由国家直接拨款 1 亿欧元进行开发、研究,创办新企业,并通过信用担保和税收优惠等措施,使生物技术创新企业得到至少 5 亿欧元的资助,法国生物技术产业从 2002 年开始崛起[②]。

1997 年 7 月,法国颁布实施《创新与科研法》,旨在促进公共研究面向经济和创新企业创业的技术转移。在《创新与科研法》指导下,1999 年底法国建立起覆盖全国的研究与技术创新网络,围绕政府确定的科技优先发展领域,支持和建立科研机构、高等院校与企业的联合创新机制,包含食品及其安全、生物技术、民用基因工程、微纳米技术与系统等许多子系统[③]。

2006 年,法国政府出台《科研规划法》,旨在构建产学研三方密切合作的创新体系。在这一法案的倡导下,医学主题研究网络(RTRS)开始建立和运行,RTRS 的研究领域覆盖了当前主要的重大卫生问题,旨在针对重大公共卫生问题,开发出从基础研究、临床研究到治疗之间的连贯性创新项目[④]。

① 李云帆. 欧美生物医药产业政策纵览[J]. 中国电子商务,2008(08)：38 - 39.
② 陈玉文、杨亚明、李慧婵. 欧美生物医药产业政策及对我国的启示[J]. 中国科技成果,2007(13)：19.
③ 黄宁燕、孙玉明. 法国创新历史对我国创新型国家创建的启示[J]. 中国软科学,2009(03)：89 - 99.
④ 集聚产学研优势力量　打造法国医学研究巅峰[EB/OL]. https://doc. mbalib. com/view/6f11acd7d3ab0ef11a467b84c40dcd23. html.

2009 年 7 月,法国高等教育与研究部制定了《国家研究与创新战略》(SNRI),这是法国第一份在国家层面的科技发展规划战略,将健康、福利、食品安全和生物技术作为三大优先研究领域之一,主要内容包括:促进生命科学知识的进步,如研发生命模型等;关注公共健康重大问题,如神经代谢退行性疾病、爆发性疾病、开发自动化援助设备等;开发符合公民期待的多元化食品,确保食品安全。同时,法国政府组建了生命科学与健康等五大科学联盟,协同领域内的科研主体共同为该领域的发展出谋划策。

2009 年 12 月,法国政府推行未来投资计划(PLA),并于 2010 年启动,以摆脱金融危机,增加法国竞争力。截至 2012 年 4 月,未来投资计划在卫生领域投入 8.5 亿欧元支持 6 个医疗教学中心建设。同时,还对健康生物技术分类下的生物技术与生物资源、纳米生物资源、纳米生物技术、国家生物技术健康基础设施等计划,以及转移转化分类下的加快技术转移公司、技术研究院等计划展开了项目招标与遴选①。

2013 年发布的《法国—欧洲 2020:研究、技术转移和创新的战略议程》《关于创新的七大战略目标》《34 个新工业计划》都将医疗健康领域的研究创新作为优先发展方向②。

2015 年,法国政府颁布实施"法国—欧洲 2020"战略,旨在从宏观层面为法国应对气候变化、实现可持续发展、调整能源结构等重大问题提供决策支撑。围绕新时期国家创新发展的战略布局,法国国家科研署及产学研机构重点聚焦生命健康、食品安全、信息通信、空间开发和公民安全等领域的创新研究③。

2017 年 1 月,法国教研部发布首份国家高等教育与研究白皮书④,确定了法国至 2025 年高等教育与研究的发展目标与实现途径。白皮书囊括了法国最新的四大国家战略,其中国家科研战略的主要内容包括:刺激工业振兴,致

① 陈晓怡.法国科技政策发展态势(上)[J].科技政策与发展战略,2014(10):1-15.

② 筱雪.法国科技创新体系建设的最新进展[J].全球科技经济瞭望,2015,30(9):27-32.

③ Ministère de l'Enseignement Supérieur et de la Recherche. Stratégie nationale de recherche~France Europe 2020. [EB/OL]. http://www. enseignementsup~recherche. gouv. fr/cid86688/strategie~nationale~recherche~france~Europe~2020. html.

④ Remise du Livre Blanc de l'enseignementsupérieur et de la recherche. [EB/OL]. http://www. enseignementsup ~ recherche. gouv. fr/cid112536/remise ~ du ~ livre ~ blanc ~ de ~ l ~ enseignement~superieur~et~de~la~recherche. html.

力于医学与产业应用的系统生物学研究；改善生命健康与增进社会赋值，致力于服务病患的健康研究。

巴黎是法国首都，因分布了近 40 家孵化器而成为全欧洲拥有最多新兴企业的城市和全球性的创新、智慧之都。全球最大的初创企业孵化器 Station F 于 2017 年 6 月在巴黎正式揭幕，在 Station F 中，众多世界知名企业投资了大数据、人工智能、网络安全及健康产业的主题孵化器。从专利技术的热点角度看，巴黎技术创新热点集中在医药制品、材料分析、微生物测定等方面；从新兴技术研发角度看，巴黎比较关注石墨烯、基因编辑技术研发；从学术研究热点看，巴黎主要学术研究方向为医学领域；从新兴技术学术研究角度看，巴黎更关注精准医疗技术。

六、加拿大

近年来，加拿大政府通过科技创新政策引导科技创新发展取得了丰硕的成果，科技水平处于世界前列。加拿大政府通过制定生物技术策略、完善管理体制等措施保障健康科技创新的发展，在基因工程、保健、远程医疗、体外诊断等领域取得很多成果。以创新药物开发为主的制药业是加拿大健康产业最具活力的焦点。

1998 年加拿大工业部会同卫生部、自然资源部等七个部门共同签署 1998—2007 年《加拿大生物技术战略》，作为生物科技领域的政府架构，推动加拿大生物技术产业的发展。

2007 年，加拿大政府制定了《加拿大创新战略 2007》，主旨文件为《努力使科学和技术成为加拿大的优势》(*Mobilizing Science and Technology to Canada's Advantage*)。《加拿大创新战略 2007》将健康和生命科学作为本国四大研究重点领域之一，主要包括：神经科学和心理健康，生物医学工程和医疗技术，人口老龄化及健康，再生医学①。加拿大政府着力开展健康和生命科学领域的创新工作以形成三个方面的优势：科技成果转化优势、知识优势、人员优势。在形成科技成果转化优势方面，加拿大政府鼓励科技投入，培育一个有竞争力、有活力的商业环境。加拿大享有全球工业国中最优越的研发税务优惠政策，海外投资者可平均节省最高 30% 的研发成本，投资优势明显。加拿

---

① 曾文凤.加拿大的科技创新战略[J].科学管理研究，2018，36(03)：110－112＋116.

大人口相对集中的地区如安大略省、魁北克省以及不列颠哥伦比亚省便形成了加拿大医疗器械业的三大集群地[①]。在形成知识优势方面,加拿大政府资助高等教育研究,资助相关政府部门直接从事科研工作,并形成了国际国内科技合作网络。在形成人才优势方面,加拿大政府为科技方面的毕业生提供更多的就业机会,同时教育加拿大公民更加重视科学和技术[②]。

2011 年,成功连任的加拿大保守党政府继续将科技创新作为促进经济增长的重要手段,进一步加大了科技投入,实施数字经济战略,并推进科技成果产业化。同时,政府开始对加拿大的科技创新水平和能力进行全面评估,对企业创新资助计划的进展和不足进行反思,以更好地规划未来科技发展。于是2012 年成为加拿大科技政策调整年:联邦政府通过发布预算创新、调整科技支出结构,大力推动科研机构改革、实施重点领域专项支持计划等一系列举措,加大对企业创新的力度。明确了政府将继续保持和加强国家在环境、自然资源和能源、健康和生命科学、信息和通信技术这些战略领域的优势。

多伦多是加拿大最大的城市,被誉为健康城市的起源地[③]。在加拿大政府的大力支持下,多伦多已经成为世界顶尖的科技创新城市。从专利技术的热点角度看,多伦多技术创新热点集中在医学诊断测量、手术机器人、医药配置品、材料分析等方面;从新兴技术研发角度看,多伦多比较关注精准医疗、虚拟现实和人工智能技术开发;从学术研究热点看,多伦多的主要研究方向为医学领域,偏向肿瘤学、神经学、外科学;从新兴技术学术研究角度看,多伦多比较关注精准医疗技术。

七、澳大利亚

澳大利亚在国际健康科技创新领域具有重要影响力,在免疫学、器官移植、神经及大脑等方面获得了六项诺贝尔奖。多年来,澳大利亚政府一直在努力提高国家科技创新能力。税收优惠政策、改革产权和专利保护制度、移民政策等政策手段的结合促进了澳大利亚科技创新的发展。墨尔本是全球生物科

---

① "投资加拿大医疗器械业-实现科技创新与国际化之路"研讨会举行[J]. 中国医疗器械信息,2014(5):76-76.
② 李敏. 加拿大科技创新政策及其对我国的借鉴[J]. 科技与经济,2008(01):59-61.
③ 杨忍忍,王继伟,夏娟,邓青龙,余金明. 我国及部分发达国家健康城市建设进展及现状[J]. 上海预防医学,2017,29(10):761-766.

技中心城市之一，也是澳大利亚的科技中心，该地区聚集了莫纳什大学以及墨尔本大学的多个大型实验室，亦被称为"澳大利亚硅谷"①。

在健康科技创新方面，2001—2005 年澳大利亚政府实施的《创新行动计划》指出，要在生物技术领域建立起优势，具体措施包括：将研究理事会管理的《国家竞争力研究资助计划》的预算增加一倍以支持具有国际竞争力的研究活动；建立世界级生物技术能力中心；为大学更新用于系统研究和研究训练的基础设施等。

2004 年，澳大利亚政府发布《澳大利亚能力支撑——通过科学与创新构建未来》②，这是澳大利亚建国以来第一个中长期科技创新计划，该计划非常重视国民健康，提出"健康从生命开始"。

2015 年 12 月，澳大利亚政府颁布了国家第一份《国家创新和科学议程》(National Innovation and Science Agenda)报告，计划在未来 4 年先期投入 11 亿澳元(7.9 亿美元)"促进经济增长、增加本国就业机会和鼓励全球具有成功潜质的、聪明想法的产生，并转化为现实生产力"，它标志着澳大利亚的创新政策进入一个持续资助科学发展的新时代③。《国家创新和科学议程》推出以来，该项目已经资助了众多微小企业或孵化器，为澳大利亚经济发展作出巨大贡献。

2018 年 1 月，澳大利亚创新和科学理事会发布《澳大利亚 2030——创新促进繁荣》，提出建立国家创新使命项目，对国家基因组学和个性化精准医学能力进行逐步投资，使其融入医学研究和医疗保健系统，帮助澳大利亚成为地球上人口最健康的国家之一。

墨尔本是澳大利亚第二大城市，也是一个医学研究及生物科技发达的城市。墨尔本生物医学区已拥有 160 多年的历史，它拥有澳大利亚历史最悠久的医学研究机构霍尔医学研究所。在墨尔本，研究所、大学和医院协同发展，对病历的研究结果很快可以转化成临床应用，医学生实践机会更多，患者健康保障也会提高。政府借势在该区推出集中发展规划，成立墨尔本生物医疗园区，使生物医疗成为墨尔本的重要产业。从财政拨款来看，澳大利亚对生物医

① 澳大利亚墨尔本大学科技园[EB/OL]. http://www.twwtn.com/detail_179211.htm.
② 刘玉凯. 澳大利亚的科技管理体系[J]. 创新科技,2006(08)：58 - 59.
③ 王文礼. 政产学研用协同创新的典范——澳大利亚第一份《国家创新和科学议程》报告述评[J]. 中国高等教育,2016(8)：60 - 62.

疗的研究拨款,约 40% 都被投入到墨尔本。2014 年 5 月,《墨尔本 2050 规划》出台,聚焦就业和投资、住房、交通设施、可宜居社区、环境和水资源、城市之州、管理等主要内容,多方面促进墨尔本市健康科技创新的发展[1]。

八、瑞士

瑞士健康科技创新的长期高速发展得益于政府的强力支持,主要包括以下几个方面:直接资金投入,主要对生物技术新兴领域、成果应用转化进行支持;实施一批科技战略计划,催生了数百家生物技术企业;建立了有利于生物技术产业发展的法律,并与欧盟相适应;通过国际合作获得相应支持,还建立了完善的国内网络,使政府、研究所、企业、高校等都能良好合作;瑞士联邦技术与创新委员会(Commission for Technology and Innovation,CTI)和瑞士创新促进委员会(IPA)致力于知识和技术的转移转化,致力于瑞士高度创新的潜力挖掘[2]。日内瓦—洛桑的 BioAlps 是欧洲最著名的生物科技园区,此外还汇集了著名大学和科研院所等,使日内瓦成为欧洲生物技术研究的领先之地。

瑞士每年用于研发的资金投入占国内生产总值(GDP)的 3% 以上。瑞士政府高度重视科技创新的政策引导与战略规划,《联邦宪法》的第 20 条、第 64 条对科研创新都有政策上的保障。近年来,瑞士出台了《研究与创新促进法》《知识与技术转移新战略》《2012—2016 年科学研究战略规划》《2013—2016 年科研基础设施路线图》及"瑞士工业 4.0"战略等战略规划,对提升瑞士科技创新持续性发展起到至关重要的作用。

同时,瑞士也是欧洲最强大、最具有创新力的生物技术产地,以单克隆抗体药物、基因治疗等为核心的瑞士生物制药产业是其中最主要的领域。在健康科技创新方面,瑞士政府发布的《2013—2016 年科研基础设施路线图》提出:建立网络化生物数据库——生物银行与生物分子资源研究基础设施;建立网络化临床研究中心——欧洲研究基础设施网;进行欧洲健康、老龄化及退休调查;完成生物安全研究保护站建设等[3]。市场开放程度高,政府监管效率高,针

---

① 界面新闻.连续七年都是"全球最宜居城市",墨尔本做对了什么?[EB/OL]. https://baijiahao. baidu. com/s? id=1601491782295573408.

② 瑞士:生物技术产业处于世界领先水平[J].生物技术世界,2007(6):5-13.

③ 邱丹逸,袁永,廖晓东.瑞士主要科技创新战略与政策研究[J].特区经济,2018(01):39-42.

对性税收优惠多等也是瑞士健康科技创新发展较快的重要影响因素①。

日内瓦-洛桑 BioAlps（www. bioalps. org）生物技术园区内有 BioArk、Biopole、Neode 等 5 个产业孵化器、近 200 家生物技术公司，包括 Serono、Medtronic、OMPharma 等世界级医药和生物技术企业，此外还汇集了著名大学和科研院所等，使日内瓦成为欧洲生物技术研究的领先之地。

九、瑞典

瑞典是生物技术强国，生物医药产业保持全球领先，拥有许多影响世界的医学发明，在纳米技术、生物材料方面的研究也处于世界领先地位②。在欧盟创新联盟记分牌（Innovation Union Scoreboard，IUS）综合排名中，瑞典连续 12 年获创新绩效第一。瑞典政府高度重视生命健康领域的技术创新与发展，在抓创新体系建设和布局的同时，更加注重制定促进健康产业创新活力的政策和落实措施，同时注重发挥市场机制的作用，最大限度地调动健康产业领域大学师生、医院和临床医务人员、医药产业研发机构和人员的积极性。通过政策杠杆，瑞典健康产业领域形成了一个极具活力的创新体系和创新机制，有力地促进了瑞典健康产业领域科技创新的发展，形成了斯德哥尔摩、乌普萨拉等以生命科学创新为特色的高水平健康产业创新集群③。

2012 年 11 月，瑞典政府发布《2013—2016 年研究与创新法案》，将生命科学作为重点支持领域。瑞典理事会在生命科学领域启动了"国家研究计划"，确立了 6 个重点研究方向：糖尿病、神经科学、癌症、流行病学、干细胞和再生医学。

2014 年，瑞典政府制定了"Swlife"计划，重点在于医疗创新的利用开发和评估，以及个性化和基于价值的医疗实践，使瑞典生命科学具有吸引力和国际竞争力。

2016 年，瑞典政府启动了国家医疗技术战略创新计划，通过教育和宣传等手段，推动瑞典境内外先进医疗理念、医药技术和产品的交流。

2017 年，瑞典政府在预算中设立专项经费，支持全球范围内抗生素耐药性

---

① 瑞士的生物制药产［EB/OL］. http：//www. mofcom. gov. cn/article/i/dxfw/jlyd/201612/20161202099869. shtml.
② 艾瑞婷. 瑞典生命科学发展现状［J］. 全球科技经济瞭望,2015(03)：38 - 42.
③ 姜巍,等. 瑞典国家健康产业科技创新体系建设研究［J］. 中国卫生经济,2019,38(12)：81 - 85.

检测体系建设的技术研发与创新①。

斯德哥尔摩是瑞典首都,也是瑞典最大的城市。斯德哥尔摩凭借首都优势,加之区内拥有大量跨国公司,如制药行业的阿斯利康、电信领域的爱立信等,同时,区内还有乌普萨拉大学、卡罗林斯卡医学院、乌普萨拉科学院等,成为瑞典东部生命科学产业带,也是欧洲最大的生命科学集群。从专利技术的热点角度看,斯德哥尔摩创新热点集中在医药制品、材料分析、微生物测定、数字交换网络、数字信息传输等方面;从新兴技术研发角度看,斯德哥尔摩比较关注石墨烯、基因编辑技术研发、虚拟现实技术研发;从学术研究热点看,斯德哥尔摩主要学术研究方向为医学领域。

十、以色列

以色列是世界高科技创新企业最兴盛的国家,一直将科技作为立国之本,其中包括先进的医疗器械及医药疗法技术。以色列健康科技创新的发展得益于成熟的科研转化机制、强有力的风险投资支持、高素质的人力资源、发达的学术机构、政府及相关机构的支持、广泛的国际合作。一直以来,以色列政府通过各种补助和奖励项目致力于创建一个研发支持网络,针对不同环节不同领域的创新特点和创新需求,以及在不同经济发展阶段中所面临的突出问题,制定针对性的支持政策。

1912年,以色列成立了生命科学研究院魏兹曼科学研究院,推动以色列生命科学领域的产学研联合。自1948年以色列独立以来,学术和医学研究就开始发展,以色列大学和医院的基础研究直接推动了许多重大的创新发明的产生,且以色列1/3的大学生及1/2的博士生都在生命科学领域工作,形成了生命科学领域独特的优势。

在健康科技创新政策方面,早在1985年,以色列就颁布了《产业创新促进法》,规定所批准的研究与开发项目所需资金的2/3可由政府提供;1991年,以色列开始实施技术孵化器计划,设立不以营利为目的的技术孵化器,提高企业存活率,构建创新生态系统助力企业创新;2011年,以色列又颁布了《天使法》,规定符合资格的行为主体投资于以色列高科技私营企业,可以从应纳税所得

① 胡志宇,等.瑞典生物技术领域当前的扶持政策与技术方向[J].全球科技经济瞭望,2018,33(03):9-14.

中扣除所投资的金额，鼓励社会向处于初创阶段的高科技企业投资①。

同时，以色列还参与欧盟研究与技术开发示范计划（RTD）和欧洲 Eureka 计划，重点发展生命科学、健康基因和生物技术、信息社会技术、智能材料、航空和航天技术、食品质量和安全、可持续发展、全球变化和生态系统。在生命科学领域，以色列具有完善的技术商业转化体系，每所大学都有自己的科技转化公司，主要对本校科学家的发明成果进行专利注册和知识产权保护，并吸引企业资助研发计划将成果进行商业转化，这也成为以色列生物医药技术创新成果转化率高的一个重要因素②，保障了以色列健康科技创新的持续发展。

2018 年 3 月，以色列政府批准了一项价值 2.64 亿美元的全国数字医疗计划，旨在发展预防性和个人化医学。预算主要用于建设医疗研究所需的基础设施，支持以色列医疗保健系统与本地数字医疗行业初创公司之间的合作。

以色列拥有世界上数量最多的高新技术创业公司以及国际软件行业巨擘的研发中心，专攻生物医药创新、通信科技创新及计算机软硬件技术创新，这些公司和研发中心绝大多数位于特拉维夫所在的西海岸 Gush Dan 大都市群。特拉维夫市政府为有创业想法的年轻人提供近乎免费的基础创业咨询服务，亦为创业人员提供必要的资金支持。特拉维夫政府创建了多处众创空间（Co-Working Places），集聚创新人才，同时，移民文化造成了移民人口特有的创业激情、文化包容与创新优势③。

---

① 方晓霞. 以色列的科技创新优势、经验及对我国的启示[J]. 中国经贸导刊(中)，2019(02)：25－26.

② 左丽媛. 以色列生物医药创新投资将迎高潮？[EB/OL]. http://www.biotech.org.cn/information/143384.

③ 谢淳子，等. 创新民主化：特拉维夫的创新型城市建设[J]. 特区实践与理论，2015(05)：61－66.

第三章

我国健康科技创新政策概览

新中国成立 70 多年来,中国科技事业飞速发展,移动互联网、大数据、云计算等新一代信息技术发展带动众多产业变革和创新,包括健康产业。中国国家立法机关、国务院、科技部、国家卫健委等发布了许多规划、指导意见和推动健康科技创新的法律、法规等政策文件。我国健康科技创新主要集中在医药卫生领域,包括基础研究、应用研究、试验开发和研究开发成果的商业化的全过程,横跨国民经济中的第一产业(农业)、第二产业(制造业)、第三产业(服务业),所以我们在介绍相关政策的同时,也将着重从以上角度分析阐述利好中国健康科技创新发展的内容。

张宝建、李鹏利、陈劲等人(2019)[1]基于文本挖掘的视角,对我国 1996 年至 2017 年国家科技创新政策典型文本数据进行分析,共筛选出 57 篇研究价值较高的国家科技创新政策文本作为样本数据,涉及科技创新、科技成果转化、科技人才、高新技术产业、知识产权等方面。根据内容聚类结果将我国国家科技创新政策分为专利类政策、科技类政策、创业类政策、知识产权类政策、产业类政策、财政类政策、教育类政策、金融类政策八大主题,根据性质聚类结果将我国国家科技创新政策分为鼓励类政策、引导类政策、强制类政策三大主题。

曹希敬、袁志彬(2019)[2]回顾新中国成立 70 年来的重要科技政策,将中国科技政策划分为计划经济时代的探索阶段、商品经济时代的改革阶段、科教兴国战略阶段和自主创新战略阶段进行梳理和分析,发现科技政策内容涉及科技发展的路线、方针、法律法规、规划(或计划)、科技体制改革、知识分子和人

---

① 张宝建,李鹏利,陈劲,郭琦,吴延瑞. 国家科技创新政策的主题分析与演化过程——基于文本挖掘的视角[J]. 科学学与科学技术管理,2019,40(11):15-31.
② 曹希敬,袁志彬. 新中国成立 70 年来的重要科技政策盘点[J]. 科技导报,2019,37(18):20-30.

才、知识产权、科技成果、高新技术产业化、基础研究、科技机构与中介服务、科技奖励、科学技术普及、国际科技合作、创新创业、经费与财务、税收、条件与标准、农村与社会发展等多方面。科技政策始终与国家的中心任务密切相关,中国的科技政策体系在不断探索和实践中逐渐建立和完善。

刘丽、赵琨、肖月、张敏等人(2019)[①]将我国医药科技创新体系与英国、德国比较,发现三国都是从世界发展形势和本国实际情况出发,制定战略规划以对医药科技创新进行引导,医药科技创新作为科技创新的重要组成部分,推动和支撑着"健康中国"的建设。

健康科技创新与科技创新一样,是一个不断发展的概念,其内涵与外延均与一定时期的经济和社会发展背景密切相关,在了解中国特色社会主义市场经济条件下举国体制的创新发展的制度优势后,结合我国健康科技创新的历史沿革,将有利于进一步理解我国健康科技创新的内涵。健康科技创新作为国家科技创新体系的领域之一,随着国家科技创新制度的变革而变革。本章聚焦卫生和健康相关的科技创新政策,按照时间发展序列,将健康科技创新的政策逐条进行梳理,并根据建国初期、改革开放、科教兴国、自主创新和国家战略五个时间节点将政策归为五个阶段。

一、健康科技创新萌芽阶段(1949—1976)

新中国成立以后,鼠疫、天花、霍乱等恶性传染病严重威胁着我国民众的健康,卫生政策的首要任务就是防病治病。我国以高科技为重点,以计划式的科技体系,实行赶超发展的规划战略,将有限的资源全部运用于目标领域,建立了相对系统的科技组织与基础设施以及和健康相关的科技创新政策框架。具体表现为:

1952 年 12 月,第二届全国卫生会议确定了卫生工作的四项原则:面向工农兵、预防为主、团结中西医、卫生工作与群众运动相结合。

1953 年,我国第一部药典《中华人民共和国药典》正式颁布。1955 年,卫生部中医研究院成立,在国家的重视发展下,新中国成立以来,医学科研取得重大成果。

---

① 刘丽,赵琨,肖月,张敏,吴浩,伍林生. 中、英、德医药科技创新体系比较[J]. 医学与社会,2019,32
    (08): 67 - 71.

1956 年 3 月,《1956—1967 年科学技术发展远景规划纲要》(又称《十二年科技规划》)是我国科技史上第一个规划。总的方针和要求是:"按照可能和需要,把世界科学的最先进的成就尽可能迅速地介绍到我国的科学部门、国防部门、生产部门和教育部门中来,把我国科学界最短缺而又是国家建设所最急需的门类尽可能迅速地补足起来,使十二年后,我国这些门类的科学和技术水平可以接近苏联和其他世界大国。"

1963 年 12 月,《1963—1972 年科学技术发展规划纲要》(又称《十年规划》)提出了自力更生,迎头赶上,发展我国科学技术的工作方针。文件指出,当时我国的公共卫生、战后修复、计划生育等领域存在诸多问题,迫切需要通过落实医药卫生工作,提高人民群众的身体健康,对于促进国家的各项建设,有十分重大的作用。

《纲要》明确,在传染病、流行病防治方面,当时的传染病、寄生虫病和一些地方病仍在相当程度上在中国城市和广大农村中流行,需要开展疾病防治工作,有效地解决其中关键性的科学技术问题;在临床医学、预防医学和基础医学的理论和某些新技术在医学上的应用等方面取得重大成果,并形成有高度科学水平的医学科学研究中心;在重大的疑难病症的研究方面,心脏血管系统疾病、恶性肿瘤和某些神经系统疾病,是医学上目前还没有完全解决的难题,也是我国当时的主要问题,需要对这些疾病的病因和发病机制展开研究;在基础医学领域,意识到生物化学、生物物理学的飞跃发展和各种新技术在医学研究中的重要性,需要开展人体正常及病理形态学、生理学的研究,开展医学生物化学及生物物理学的研究,开展病原细菌学及免疫学的研究,提高临床医学以及预防医学研究水平;在中医中药方面,提出需要总结中医的临床经验和对中药、针灸的研究工作中作出的重要贡献;在用现代科学来整理研究我国丰富的医药遗产方面,形成比较完整的、更有效的方法;在药物、抗生素、生物制品和医疗器械的研究工作方面,要为提高质量和扩大新品种提出科学技术依据,使药物和医疗器械基本上做到自给自足,努力跟上国际水平;在工农业生产过程中,也有不少有害因素,如铅、笨、汞的中毒,硅肺,农药中毒等,损害着劳动者的身体。在近代化的战争中,除了战伤、输血等问题外,在防核武器、防生物战、防化学战等方面有大量的医学防护问题。在营养卫生和计划生育等方面,也需要进行大量的工作,求得更好的解决。《十年规划》意味着我国开始意识到医学科技创新的重要性,它的一些指导思想和措施一直影响着中国科技发展的模式,为中国科技发展作出了重大贡献。

综上,从新中国成立到改革开放之前,国家科技创新体系由政府直接控制,健康科技创新尚处于萌芽阶段。

二、健康科技创新工作重启阶段(1977—1991)

1966 年爆发并持续十年的"文化大革命"给中国的经济、科技、文化、教育等领域的事业带来了非常消极的影响,公共卫生事业也不例外。一些重点研究机构和医疗单位在"文化大革命"期间解散,许多著名专家和基层单位业务骨干在群众运动中饱受冲击,国际学术交流与合作无法正常开展,一些高、精、尖科研项目被迫中断,这使我国医疗技术和药物创新研究与先进国家之间的差距不断加大①。在危难之际,邓小平开始主持公务员工作和中央日常工作,对我国科技工作及发展进行全面整顿,健康科技创新进入重新启动阶段。

1977 年 5 月 24 日,邓小平在《尊重知识,尊重人才》的讲话中,明确"要实现现代化,关键是科学技术要能上去",这一提法成为中国创新政策的重要转折点。1977 年 8 月 8 日,邓小平《关于科学和教育工作的几点意见》,让科学与教育得到重视。科技界和教育战线全面拨乱反正,中断十年的高考制度得以恢复,人们开始意识到基础研究的重要性,也指引我国科技界走上了健康发展之路。1977 年 9 月再度成立国家科学技术委员会,1998 年,改名为科学技术部。

1978 年 3 月 18—31 日,全国科学大会在北京隆重举行,会上,邓小平发表重要讲话,论证了"科学技术是生产力"的观点。大会审议通过了《1978—1985 年全国科学技术发展规划纲要》(简称《八年规划纲要》),意味着科学技术重新得到重视,中国创新发展迎来了政策的春天,科技机构开始重组,科研工作逐渐恢复。《八年规划纲要》确定了 8 个重点发展领域和 108 个重点研究项目,还制定了《科学技术研究主要任务》《基础科学规划》和《技术科学规划》。医药卫生领域是其中一个重点领域,并落实到各个牵头部门,具体为:①研究心血管疾病和常见恶性肿瘤以及主要职业病、地方病、传染病的防治技术(卫生部);②研究药物和生物制品的基础理论,采用新技术、新工艺,发展新品种、新

---

① 董国强,邵京,王江南.新中国成立以来麻风病防控与救治工作的历史回顾[J].中共党史研究,2013
(09):59-71.

剂型,提高药物质量,创造我国统一的新药学(国家医药管理总局、化工部、卫生部、商业部);③研究简便、高效、安全、经济的计划生育药具和技术措施(国务院计划生育办公室、化工部、卫生部);④开展中西医结合防治技术、中医理论和针麻原理的研究(卫生部);⑤开展新型医疗器械和医用新型材料的研制(国家医药管理总局、卫生部、化工部、冶金部、四机部);⑥研究渤海、黄海、长江、松花江水系保护和北京、包头、上海、兰州、沈阳、桂林等地区环境污染的综合防治,开展"三废"综合利用的研究,化害为利(国务院环保办);⑦研究防止粮油、食品和中成药的污染,提高食品卫生质量和综合防治技术(商业部、卫生部、国家医药管理总局、轻工部、农林部、外贸部、全国供销合作总社)。《八年规划纲要》经过实践检验发现了一些目标不切实际,1982 年将规划的主要内容调整为 38 个攻关项目,以"六五"国家科技攻关计划的形式实施。

1981 年,国家科委研究并拟定了《关于我国科学技术发展方针的汇报提纲》,强调了"坚定不移地贯彻执行科技工作为经济服务的方针"。80 年代中期至 90 年代初,"中国麻风防治研究中心""全国性病麻风病控制中心"等医疗科研机构和组织相继恢复与成立,对于加强健康科技创新政策的科学性,进一步增进中国医学界同世界各国专家的交流与合作具有非常积极的影响。

1985 年 3 月 13 日,《中共中央关于科学技术体制改革的决定》(中发〔1985〕6 号)发布,成为我国科学技术市场化的开端。它提出"经济建设必须依靠科学技术、科学技术工作必须面向经济建设"的战略方针,尊重科学技术发展规律,从我国的实际出发,对科学技术体制进行坚决的有步骤的改革。

1986 年 2 月 14 日,中国成立国家自然科学基金委员会,国家自然科学基金委员会根据国家发展科学技术的方针、政策和规划,坚持以创新能力建设为主线,以培养和造就大批创新人才为核心,以创新环境建设为重点,以机制和体制创新为保障,不断提高国家自主创新能力,建设创新型国家。

1987 年 1 月 20 日发布的《关于进一步推进科技体制改革的若干规定》(国发〔1987〕6 号),从科技体制环境建设方面入手,放活科研机构及科技人员,提出要改革科技拨款管理办法,开拓技术市场,扩大科研机构自主权,推动科研与生产联合,强化企业的技术吸收和开发能力,改革专业技术干部管理制度。

1988 年 5 月 3 日,《国务院关于深化科技体制改革若干问题的决定》(国发〔1988〕29 号)明确了竞争机制、承包经营责任制,鼓励科研机构切实引入竞争机制,积极推行各种形式的承包经营责任制,实行科研机构所有权和经营管理权分离，强调各地区要因地制宜地制订政策，促进人才合理流动。

1988 年 8 月，批准"火炬计划"，由科学技术部（原国家科委）组织实施，国家持重金支持科技创新发展，覆盖多个重要创新领域，医学健康也是其中之一，以市场为导向，促进高新技术成果商品化、高新技术商品产业化和高新技术产业国际化。强调加强基础性研究，形成了一批具有国际水平的基础研究机构。同时，高度重视人才的培养和使用，造就一支具有国际竞争能力的优秀科技队伍。

1991 年 12 月 1 日，《中华人民共和国科学技术发展十年规划和"八五"计划纲要（1991—2000）》由国家科学技术委员会发布，在医药卫生领域重点提出如下政策：①抓好重点领域重大技术的研究开发，在人口控制、新药创制、疾病防治、污染控制、资源开发、防灾减灾等方面，攻克一批关键技术；②推动社会发展相关产业的建立，使医药、环保、资源循环与综合利用、住宅、海洋、商业流通和社会服务产业达到新的水平；③结合区域开发或重大工程建设，利用新技术和管理成果，建立一批科技引导社会发展的综合试验区，推动城镇和社区的可持续发展；④加强技术基础工作，建立人口控制和动态管理系统、资源核算体系、地球科学数据共享体系和进行中药标准化研究。

综上，从 1977 年到 1992 年邓小平视察南方谈话期间，健康科技相关政策的特点是恢复、调整和革新，健康科技创新发展迎来政策的春天。国家科技攻关计划、国家高技术研究发展计划（863 计划）、国家技术创新工程（项目）计划、中国高新技术产业的指导性计划（火炬计划）等一系列计划的制定和实施伴随并引导着科技体制改革的进行。

三、科教兴国战略阶段（1992—2005）

科教兴国战略是 20 世纪 90 年代以来党和国家洞察世界科技发展态势，根据我国现实情况，面向 21 世纪作出的重大战略决策，是"科学技术是第一生产力"的实践和发展。科教兴国战略集中体现了我国跨世纪的科技发展指导思想。

1992 年 3 月 8 日发布的《国家中长期科学技术发展纲领》强调科学技术是第一生产力，是推动经济和社会发展的伟大革命力量。基本战略是：增强全民族的科学技术意识，提高劳动者的素质，动员和吸引大部分科技力量投身于国民经济建设主战场，注重技术创新，努力吸收和尽快应用世界上先进的适用技术（尚未将自主创新提到一个高度），加速国民经济各领域的技术改造。

1993 年 10 月 1 日，《中华人民共和国科技进步法》发布，指出科技在中国现代化发展建设中的优先战略地位，是中国科技领域最基础的法律。

1995 年 5 月 6 日发布的《中共中央国务院关于加速科学技术进步的决定》（中发〔1995〕8 号），重申科学技术是第一生产力，第一次明确提出科教兴国战略。大力推进企业科技进步，促进企业逐步成为技术开发的主体。继续推动产、学、研三结合，鼓励科研所、高等学校的科技力量以多种形式进入企业或企业集团，参与企业的技术改造和技术开发，以及合作建立中试基地、工程技术开发中心等，加快先进技术在企业中的推广应用。发展高新技术及其产业，推动社会发展领域的科技进步。同时提出要切实加强基础性研究和科研基础设施的建设。

1996 年 3 月 17 日，《国民经济和社会发展"九五"计划和 2010 年远景目标纲要》（第八届全国人民代表大会第四次会议批准）提出，实施科教兴国战略应加速科学技术进步并优先发展教育，坚持自主研究开发和引进技术相结合的方针（提出自主创新），积极发展高新技术及其产业，加强基础性科学研究，瞄准世界科学前沿，重点攻关。为进一步提高我国新药研究与开发水平，由各科委牵头、卫生部、国家计委、国家经贸委、国家医药管理局、国家中医药管理局等部委联合成立的国家新药研究与开发协调领导小组决定在"九五"计划期间实施"1035"工程，对新药进行分类，强调原始创新。

1996 年 10 月 1 日颁布的《中华人民共和国促进科技成果转化法》、1999 年 3 月 30 日颁布的《关于促进科技成果转化的若干规定》、1999 年 5 月 23 日颁布的《国家科学技术奖励条例》（中华人民共和国国务院令第 265 号）是与《中华人民共和国科学技术进步法》相配套的法律法规，为我国科技创新打造基础，保驾护航。

1999 年 8 月 20 日发布的《中共中央国务院关于加强技术创新、发展高科技、实现产业化的决定》（中发〔1999〕14 号），认识到高科技领域的突破可以带动一批产业的发展，是大健康产业形成的前奏。同时，文件加强对技术创新和高新科技成果商品化、产业化的方向和重点的宏观引导，突出高新技术产业领域的自主创新，更强调自主创新，培育新的经济增长点。强调在生物技术及新医药等有一定基础的高新技术产业领域加强技术创新，形成一大批拥有自主知识产权、具有竞争优势的高新技术企业。促进企业成为技术创新的主体，全面提高企业技术创新能力。完善科技人员管理制度（市场化改革），鼓励转化科技成果。科研机构转制为企业后，实行企业的劳动用人制度和工资分配制度。继续由政府支持的科研机构要实行以全员聘任制为主的多种用人制度。科研机构、高等学校要重视对技术创新带头人的培养和使用。

2001 年 5 月，《国民经济和社会发展第十个五年计划科技教育发展专项规划（科技发展规划）》首次提出建设国家创新体系，深化科技体制改革，继续实施技术创新工程，推动企业成为技术进步和创新的主体。继续推进知识创新工程，发挥大学和科研机构的创新源作用，加强科研基地和基础条件建设。

2002 年 5 月 7 日，《2002—2005 年全国人才队伍建设规划纲要》将人才强国提到一个高度。明确指出：抓住机遇，迎接挑战，人才强国之路是增强综合国力和国际竞争力，实现中华民族伟大复兴的战略选择。

2004 年 6 月 3 日，《中国卫生科技发展第十个五年计划及 2010 年远景规划纲要》突出强调卫生科技的重要性：重视基础研究，积极支持当前科研机构和高校承担国家重大科技攻关项目和具有自主知识产权的知识创新，加强应用研究，鼓励各级卫生科技人员结合技术实践，积极开展应用研究，提高应用研究水平，加大开发研究比重，以企业为依托加强对开发研究的支持力度，使更多的卫生科技成果与技术进入市场，提高卫生科技的社会和经济效益。在处理三类研究关系时，要加强不同部门、单位和不同类别研究项目之间的联合协作，提高攻关能力和研究水平。

2005 年 12 月 31 日，《国家中长期科学和技术发展规划纲要（2006—2020年）》（国发〔2005〕第 044 号）以增强自主创新能力为主线，以建设创新型国家为奋斗目标，将自主创新摆在科技工作的突出位置。其中与人口健康相关的内容包括：加强中医药继承和创新，推进中医药现代化和国际化；研制重大新药和先进医疗设备；攻克新药、大型医疗器械、医用材料和释药系统创制关键技术，加快建立并完善国家医药创制技术平台，推进重大新药和医疗器械的自主创新。

综上，这一时期的健康科技相关政策，科教兴国战略是主线，出台了《中华人民共和国国民经济和社会发展"九五"计划和 2010 年远景目标纲要》《科技进步法》《中国教育改革和发展纲要》等政策，其政策意义为要求全面落实科学技术是第一生产力的思想，坚持教育为本，把科技和教育摆在经济、社会发展重要位置，提高全民族科技文化素质。

四、自主创新战略阶段（2006—2016.9）

2006 年 1 月 9 日，胡锦涛在全国科学技术大会上指出，我国科技的关键技术自给率低，自主创新能力不强，努力走中国特色自主创新道路是时代的必然选择。自主创新成为这个阶段科技政策的主线。

2006 年 1 月 26 日，《中共中央国务院关于实施科技规划纲要、增强自主创新能力的决定》（中发〔2006〕4 号）发布，为组织实施《国家中长期科学和技术发展规划纲要（2006—2020 年）》，增强自主创新能力，努力建设创新型国家保驾护航。该《决定》为社会各个主体进行角色定位，指出要继续推进科技体制改革，充分发挥政府的主导作用，充分发挥市场在科技资源配置中的基础性作用，充分发挥企业在技术创新中的主体作用，充分发挥国家科研机构的骨干和引领作用，充分发挥大学的基础和生力军作用，在实践中走出中国特色自主创新道路。2006 年 2 月 7 日，《实施〈国家中长期科学和技术发展规划纲要（2006—2020 年）〉的若干配套政策》（国发〔2006〕6 号）发布，从科技投入、税收激励、金融支持、政府采购、引进消化吸收再创新、知识产权、人才队伍、基地平台建设等方面为自主创新保驾护航。

2006 年 8 月 7 日，《国家人口和计划生育委员会计划生育生殖健康新技术新产品研究开发项目管理办法（试行）》发布，其中与创新相关的内容包括"（第一条）为进一步规范国家人口和计划生育委员会计划生育生殖健康新技术新产品研究开发项目的管理，鼓励企业逐步成为人口和计划生育领域科技创新的主体，鼓励相关机构和个人开展计划生育生殖健康新技术新产品研究开发活动，促进人口和计划生育科技创新能力和水平的不断提高，根据国家有关规定和精神，特制定本办法"和"（第四条）企业、计划生育/生殖健康研究、开发和服务机构、个人都可以申报计划生育生殖健康新技术新产品研究开发项目。每个机构每年申报项目一般不超过 5 个，每人每年申报项目一般不超过 2 个。优先支持自主开发类项目"。

2007 年 2 月 16 日，《卫生部关于促进卫生科技工作发展的指导意见》（卫科教发〔2007〕71 号）遵循"自主创新、重点跨越、支撑发展、引领未来"的方针，以自主创新为龙头，夯实基础研究，加强应用研究，促进开发研究与技术应用，全面推进卫生科技进步。构建卫生科技自主创新、科技支撑、成果推广应用和实验室生物安全四个体系。把增强自主创新能力放在卫生科技工作的首位，全面推进卫生科技进步。

2007 年 3 月 21 日，《中医药创新发展规划纲要（2006—2020 年）》（国科发社字〔2007〕77 号）按照"自主创新，重点跨越，支撑发展，引领未来"的新时期科技工作方针，在继承发扬中医药优势特色的基础上，充分利用现代科学技术，努力证实、阐明中医药的科学内涵，通过技术创新提高中医医疗服务能力和中药产业技术水平，通过知识创新丰富和完善中医药理论体系和医疗保健模式，加快中医药现代化和国际化进程。

2011 年 12 月 13 日，《医疗器械科技产业"十二五"专项规划（2011—2015）》（国科发计〔2011〕705 号）发布，医疗机械产业的总体发展目标是：到 2015 年，初步建立医疗器械研发创新链，医疗器械产业技术创新能力显著提升；突破一批共性关键技术和核心部件，重点开发一批具有自主知识产权的、高性能、高品质、低成本和主要依赖进口的基本医疗器械产品，满足我国基层医疗卫生体系建设需要和临床常规诊疗需求。调动临床医生参与医疗产品研发，打造"基础—临床—产业"紧密结合的创新联合体，鼓励临床医生的创新创业作为重点工作进行部署，强调合作创新。

2013 年 9 月 28 日，《关于促进健康服务业发展的若干意见》（国发〔2013〕40 号）提倡健康服务业创新，集成创新。充分调动社会力量的积极性和创造性，大力引入社会资本，着力扩大供给，创新服务模式，提高消费能力，不断满足人民群众多层次、多样化的健康服务需求，为经济社会转型发展注入新的动力，为促进人的全面发展创造必要条件。鼓励发展新型业态，提升健康服务规范化、专业化水平，建立符合国情、可持续发展的健康服务业体制机制。基本建立覆盖全生命周期、内涵丰富、结构合理的健康服务业体系，打造一批品牌知名和良性循环的健康服务产业集群，并形成一定的国际竞争力，基本满足广大人民群众的健康服务需求。

2014 年 8 月 29 日发布的《关于推进医疗机构远程医疗服务的意见》（国卫医发〔2014〕51 号）强调创新医疗服务方式，促进资源配置，促进公平性。

2015 年 5 月 4 日发布的《中药材保护和发展规划（2015—2020 年）》（国办发〔2015〕27 号）指出，坚持以发展促保护、以保护谋发展，依靠科技支撑，科学发展中药材种植养殖，保护野生中药材资源，推动生产流通现代化和信息化，努力实现中药材优质安全、供应充足、价格平稳，促进中药产业持续健康发展，满足人民群众日益增长的健康需求。大力推动传统技术挖掘、科技创新和转化应用,促进中药材科学种植养殖,切实加强中药材资源保护,减少对野生中药材资源的依赖,实现中药产业持续发展与生态环境保护相协调。

2015 年 8 月 18 日发布的《关于改革药品医疗器械审评审批制度的意见》(国发〔2015〕44 号),鼓励以临床实用价值为导向的药物创新。

2015 年 9 月 10 日,《中国癌症防治三年行动计划(2015—2017 年)》(国卫疾控发〔2015〕78 号)提出建立和完善新药创制体系,加强药品知识产权保护,支持研制开发一批具有我国自主知识产权的创新药。

2016 年 2 月 22 日,《中医药发展战略规划纲要(2016—2030 年)》(国发〔2016〕15 号)提出运用现代科学技术,推进中西医资源整合、优势互补、协同创新,促进中西医结合。

2016 年 3 月 4 日,《关于促进医药产业健康发展的指导意见》(国办发〔2016〕11 号)提出加强技术创新,提高核心竞争能力。加大科技体制改革力度,完善政产学研用的医药协同创新体系。

2016 年 5 月 19 日发布的《国家创新驱动发展战略纲要》,为中国科技创新未来发展提供了顶层设计和系统谋划,明确到 2050 年中国创新驱动发展的目标、方向和重点任务,是新时期科技政策的纲领性文件。

2016 年 10 月 12 日,《关于加强卫生与健康科技成果转移转化工作的指导意见》(国卫科教发〔2016〕51 号)提出科技成果转移转化是卫生与健康科技创新的重要内容,是加强科技创新和卫生与健康事业发展紧密结合的关键环节。

综上,自主创新成为这个时代的主旋律,增强自主创新能力也被放在健康科技工作的首位,包括健康服务业、药品医疗器械、中医药等健康领域的科技创新在这一时期都得到了政策的引导。

五、健康科技创新政策上升为国家战略(2016 年 10 月至今)

健康是促进人的全面发展的必然要求,是经济社会发展的基础条件,是民族昌盛和国家富强的重要标志,也是广大人民群众的共同追求。新中国成立以来特别是改革开放以来,我国健康领域改革发展成就显著,人民健康水平不断提高。同时,我国也面临着工业化、城镇化、人口老龄化以及疾病谱、生态环境、生活方式不断变化等带来的新挑战,需要统筹解决关系人民健康的重大和长远问题,健康科技创新政策逐步上升为国家战略。

2016 年 10 月 16 日,《关于全面推进卫生与健康科技创新的指导意见》(国卫科教发〔2016〕50号）第一次明确提出健康科技创新，主要目标是到2020年，卫生与健康科技创新在国家科技创新体系诸领域中位居前列，中国特色的卫生与健康科技创新体系的整体效能显著提升，科技实力和创新能力大幅跃升，有力支撑"健康中国"建设目标的实现；到2030年，卫生与健康科技创新体系更加完备，创新能力得到根本提升，对保障人民健康和促进健康中国建设的引领支撑作用更加突出，卫生与健康科技创新实力位居世界创新型国家前列。在这个文件中，"健康科技创新"摆脱以往只是作为指导意见或者规划内容的一个分支的形式，第一次在政策层面被明确提出。文件强调激发各类创新主体的活力：进一步明确医疗卫生机构、科研院所、高等院校、食品药品检验检测机构、企业等各类创新主体的功能定位，加速构建各类创新主体协同高效的卫生与健康科技创新体系；系统布局高水平创新基地平台和重大项目工程；加强临床医学研究体系与能力建设，充分发挥医疗机构在需求提出、研究组织、成果转化应用和人才培养中的核心作用。强调需要大力推动中医药科技创新，构建开放协同的科技创新网络，大力推动"医研企"协同创新，积极推动区域协同创新，注重"全链条"协同创新等多种健康科技创新战略。

2016年10月25日，《"健康中国2030"规划纲要》提出推动健康科技创新，构建国家医学科技创新体系，大力加强国家临床医学研究中心和协同创新网络建设，进一步强化实验室、工程中心等科研基地能力建设，依托现有机构推进中医药临床研究基地和科研机构能力建设，完善医学研究科研基地布局。加强资源整合和数据交汇，统筹布局国家生物医学大数据、生物样本资源、实验动物资源等资源平台，建设心脑血管、肿瘤、老年病等临床医学数据示范中心。实施中国医学科学院医学与健康科技创新工程。加快生物医药和大健康产业基地建设，培育健康产业高新技术企业，打造一批医学研究和健康产业创新中心，促进医研企结合，推进医疗机构、科研院所、高等学校和企业等创新主体高效协同。加强医药成果转化推广平台建设，促进医学成果转化推广。建立更好的医学创新激励机制和以应用为导向的成果评价机制，进一步健全科研基地、生物安全、技术评估、医学研究标准与规范、医学伦理与科研诚信、知识产权等保障机制，加强科卫协同、军民融合、省部合作，有效提升基础前沿、关键共性、社会公益和战略高科技的研究水平。推进医学科技进步，启动实施脑科学与类脑研究、健康保障等重大科技项目和重大工程，推进国家科技重大专项、国家重点研发计划重点专项等科技计划。发展组学技术、干细胞与再生医学、新型疫苗、生物治疗等医学前沿技术,加强慢病防控、精准医学、智慧医疗等关键技术突破,重点部署创新药物开发、医疗器械国产化、中医药现代化等任务,显著增强重大疾病防治和健康产业发展的科技支撑能力。力争到2030年,科技论文影响力和三方专利总量进入国际前列,进一步提高科技创新对医药工业增长贡献率和成果转化率。

2016年10月27日,《关于加快发展康复辅助器具产业的若干意见》(国发〔2016〕60号)提出坚持自主创新、开放合作。政产学研用协同,推动康复辅助器具技术、管理、品牌、商业模式创新,着眼全球加强交流合作,提升市场竞争力。

2016年11月7日发布的《医药工业发展规划指南》(工信部联规〔2016〕350号)的基本原则之一是坚持创新驱动。加强创新能力建设,完善协同创新体系,推动创新升级。加快推进医药工业与新一代信息技术深度融合,引导和支持企业拓展新领域,发展新业态。

2016年12月19日,国务院正式印发了《"十三五"国家战略性新兴产业发展规划》(国发〔2016〕67号),在生物医学领域的规划主要包括:构建生物医药新体系,组织实施新药创制与产业化工程;提升生物医学工程发展水平(积极开发新型医疗器械,构建移动医疗、远程医疗等诊疗新模式,促进智慧医疗产业发展,推广应用高性能医疗器械,推进适应生命科学新技术发展的新仪器和试剂研发,提升我国生物医学工程产业整体竞争力),组织实施生物技术惠民工程;加速生物农业产业化发展;推进生物制造技术向化工、材料、能源等领域渗透应用;培育生物服务新业态;组织实施生物产业创新发展平台建设工程。

2017年1月4日,《"十三五"全国卫生计生人才发展规划》发布,注重人才培养与引进、人才结构优化。

2017年1月12日,国家发展改革委正式印发《"十三五"生物产业发展规划》(发改高技〔2016〕2665号),强调显著增强创新能力,提升国际竞争力,并提出打造创新发展平台和转化应用平台,建设技术先进的基因库,完善中药标准物质及质量信息库,完善高级别生物安全实验室体系,建设蛋白元器件资源库,建设生物产业标准物质库,建设抗体偶联药物一体化研发平台,建设医学影像信息库网络。

2017年1月22日,《中国防治慢性病中长期规划(2017—2025年)》(国办发〔2017〕12号)重点强调了疾病防治策略与措施:创新和丰富预防方式,贯彻零级预防理念，推动慢性病综合防控示范区创新发展；推动动互联网创新成果应用，促进互联网与健康产业融合，发展智慧健康产业，探索慢性病健康管理服务新模式。

2017年2月11日发布的《"十三五"全国人口健康信息化发展规划》（国卫规划发〔2017〕6号），强调加快指导人口健康信息化建设和推动健康医疗大数据应用发展，为科技创新奠定基础。

2017年4月24日，科技部《关于印发〈"十三五"生物技术创新专项规划〉的通知》（国科发社〔2017〕103号），强调需要坚持自主创新，突破若干前沿关键技术：颠覆性技术、前沿交叉技术、共性关键技术；支撑重点领域发展：生物医药、生物化工、生物资源、生物能源、生物农业、生物环保、生物安全；推进创新平台建设：加强生物技术领域大型综合性研究基地布局、技术创新中心、战略资源平台；推动生物技术产业发展：构建技术转移服务体系、加快专业化园区建设。

2017年5月4日，《"十三五"国际科技创新合作专项规划》（国科发外〔2017〕118号）构建面向全球的科技创新体系，支撑和引领我国经济社会发展的重大需求，初步建成具有国际影响力和吸引力的科技创新聚集地，形成互利共赢、共同发展的国际科技创新合作新局面，支持企业深度参与国际科技创新合作，大力推动"大众创业、万众创新"。

2017年5月16日，《"十三五"卫生与健康科技创新专项规划》（国科发社〔2017〕147号）指出推进健康中国建设迫切需要科技支撑，引领健康产业发展迫切需要加强科技创新，推进科技强国建设迫切需要卫生与健康科技的创新突破。重点任务是：加强应用基础研究，推动前沿技术创新，提升疾病防控水平，保障重点人群健康，开发医药健康产品，发展新型健康服务技术，促进成果转移转化等。在健康领域深入实施创新驱动发展战略，以提高疗效、保障健康、惠及民生为目标，着力构建体现中国特色和领域特点的协同高效科技创新体系，显著提升自主创新能力，加快关键技术突破，促进成果转化应用，提高医疗服务和健康保障供给质量，为建设健康中国和科技强国，提高全民健康水平，发展健康产业提供坚实的科技支撑。

2017年5月26日，《"十三五"健康产业科技创新专项规划》（国科发社〔2017〕149号）强调坚持创新驱动，将自主创新作为我国健康产业科技发展的战略基点，强化基础前沿研究，加强核心技术突破，推动创新链和产业链深度融合,提升科技核心竞争力。坚持高端引领。坚持民生导向。以提升健康保障水平和改善民生为根本目的,按照"产业与服务并重、创新与示范同步"的原则,确保健康领域先进技术和成果加快落地,满足公众个性化、多样化的医疗健康服务需求。坚持规范发展。促进创新激励和应用监管的协调发展,协同构建科学规范的评估标准和准入体系,推进技术应用和规范服务,引领我国健康产业的良性发展和快速发展。着力打造支撑平台,建设健康产业科技创新平台、构建健康产业创新产品评价平台、搭建健康大数据公共服务云平台。推动产业集聚发展,技术创新、模式创新、政策创新相结合,加强技术引领、资源集成、辐射带动、开放创新,建立"政产学研金"结合、产业化导向明晰的创新体系,研发一批具有核心自主知识产权、高附加值的品牌产品,培育一批基础扎实、创新性强的品牌企业,打造健康产业集聚发展的新载体,引领健康产业集聚发展。

2017 年 5 月 26 日,《"十三五"医疗器械科技创新专项规划》(国科办社〔2017〕44 号)强调加快创新转型。在"十二五"的基础上,更加注重基础研究和原始创新。聚焦重大需求。突出临床急需,优先发展临床需求量大、医疗负担重、主要依赖进口的主流医疗器械产品和面向基层分级诊疗的重点产品;强化产业支撑。加强品牌培育。加速产业集聚。改革、营造有利于医疗器械产业发展的政策、金融、监管、学科交叉、医疗示范一体的创新激励、配套政策等产业发展生态环境,打造一批国际一流、链条完善、政策衔接、各具特色的医疗器械产业集群,促进产业集聚发展。

2017 年 7 月 19 日,《国家临床医学研究中心五年(2017—2021 年)发展规划》《国家临床医学研究中心管理办法》《国家临床医学研究中心运行绩效评估方案(试行)》(国科发社〔2017〕204 号)强调注重基础到临床应用,医疗机构是承接基础研究发现、转化前沿技术成果、应用评价创新产品、研究制定指南规范的核心力量,发挥国家临床医学中心作为医药产品创新应用平台的作用,促进医研企协同创新。

2017 年 10 月 8 日,中共中央办公厅、国务院办公厅印发《关于深化审评审批制度改革鼓励药品医疗器械创新的意见》(厅字〔2017〕42 号),文件提出改革临床试验管理、加快上市审评审批、促进药品创新和仿制药发展。在改革临床试验管理方面可以接受境外临床试验数据。在促进药品创新和仿制药发展方面,强调发挥企业的创新主体作用,支持新药临床应用。

2018年1月31日，中华人民共和国国务院印发《关于全面加强基础科学研究的若干意见》，主旨是为进一步加强基础科学研究，大幅提升原始创新能力，夯实建设创新型国家和世界科技强国的基础。

2018年4月12日，李克强总理主持召开国务院常务会议，通过了促进"互联网＋医疗健康"发展的意见，明确指出，加快二级以上医院普遍提供预约诊疗、检验检查结果查询等线上服务，允许医疗机构开展部分常见病、慢性病复诊等互联网诊疗服务，探索医疗机构处方与药品零售信息共享，加快信息互通共享等，这是我国互联网医疗政策的重大突破，推动了互联网诊疗服务的应用与发展。

2018年9月26日，中华人民共和国国务院印发《关于推动创新创业高质量发展打造"双创"升级版的意见》，认为中国经济已由高速增长阶段转向高质量发展阶段，对推动大众创业万众创新提出了新的更高要求，推进大众创业万众创新是深入实施创新驱动发展战略的重要支撑、深入推进供给侧结构性改革的重要途径。

2018年8月3日，《关于加强中医药健康服务科技创新的指导意见》提出，到2030年，建立以预防保健、医疗、康复的全生命周期健康服务链为核心的中医药健康服务科技创新体系，完善"产学研医用"协同创新机制，中医药健康服务科技创新能力与创新驱动能力显著提升。要以中医药学为主体，融合现代医学及其他学科的技术方法，不断完善中医药健康服务理论知识，发展中医药健康服务技术与方法，丰富中医药健康服务产品，创新中医药健康服务模式，健全中医药健康服务标准，强化中医药健康服务科技创新平台建设，提升中医健康服务能力与水平。

2019年1月5日，《关于印发〈关于加强中医医疗器械科技创新的指导意见〉的通知》指出，到2030年，建立以预防保健、医疗、康复的全生命周期健康服务链为核心的中医药健康服务科技创新体系，完善"产学研医用"协同创新机制，中医药健康服务科技创新能力与创新驱动能力显著提升。

2019年5月23日，国务院办公厅印发《深化医药卫生体制改革2019年重点工作任务》的通知，在健康科技创新方面的重点工作任务包括：深入实施进一步改善医疗服务行动计划，至少50％的二级以上医院提供分时段预约诊疗、智能导医分诊、候诊提醒、检验检查结果查询、诊间结算、移动支付等线上服务，这项重点工作任务强调充分利用信息技术实现健康中国战略和深化医药卫生体制改革。

2019年8月,国家医疗保障局印发《关于完善"互联网＋"医疗服务价格和医保支付政策的指导意见》,支持支持"互联网＋"在实现优质医疗资源跨区域流动、促进医疗服务降本增效和公平可及、改善患者就医体验、重构医疗市场竞争关系等方面发挥积极作用,进一步推动了医疗行业互联网技术的运用。

新中国成立70年来健康科技创新相关重要政策表明:①健康科技创新逐渐成为我国重点投入领域,全面覆盖了中医药、医疗器械、临床医学研究等各个方面;②我国健康科技政策体系在不断的探索和实践中建立和完善;③科学技术作为发展的重要动力,将会发挥越来越重要的作用,健康科技创新政策必须符合健康科技发展的内在规律,努力适应世界科技前沿发展的需要,为中国人民的健康生活和世界和平发展作出更大的贡献。

第四章

上海健康科技创新的发展现状和趋势

一、全球健康科技发展趋势

据国际著名市场研究公司弗若斯特沙利文（Frost & Sullivan）统计，2017年全球数字医疗投资超过 65 亿美元，同比增长 109％。而随着创新性技术和平台解决方案不断涌现，未来数字医疗投资将持续增长，全球医疗健康行业也仍将保持稳定增长态势[①]。蓬勃发展的健康科技革命，正吸引越来越多的社会资源涌入其中。

（一）数据驱动型医疗保健兴起，急需跨学科人才

根据知名投资机构深度知识投资（Deep Knowledge Ventures，DKV）的研究，在过去几年中，药企和医疗保健服务提供商开始了对人工智能应用于各个领域，包括医学图像分析、电子健康记录（EHR）的详细研究，以及寻找疾病本源、临床前药物发现和临床试验等基础研究。机器学习、人工智能技术对人才的需求在制药和医疗保健行业中不断增长，并推动了新的跨学科行业（"数据驱动型医疗保健"）的兴起。

学术机构与大型技术公司是科技专业知识的两大来源。谷歌、微软、腾讯等公司越来越专注于利用自己的技术资源来解决与健康相关的问题，或者以项目合作或租赁的方式，帮助生命科学专业人员进行研究分析。一些领先的制药巨头也开始大规模接受人工智能驱动的数字转型。但相比之下，整个制药行业在采用人工智能应用研究方面仍然滞后。

技术发展推动了人工智能在制药和深度医疗研究中的应用，人才获取和

---

① Forbes. 10 Predictions For A Global Healthcare Market Set To Cross The $1.85 Trillion Mark In 2018；Frost & Sullivan. 2018 Global Healthcare Market Predictions Revealed：Growth Opportunities，Technology，and Trends.

团队建设似乎是整个人工智能战略中最具挑战性的部分。药物的发现和医疗保健的知识获取是最为复杂的环节，这需要经年累月的理论培训和实践经验来理解如何用机器学习/人工智能建模，这与"传统"人工智能任务有很大不同。总而言之，能胜任上述工作的高级人才要兼具生物学、遗传学、统计学、编程等硬技能，以及领导力、项目管理、产品设计等软技能，而这样的跨学科复合型人才是非常稀缺的。

（二）行业格局快速变化，唯有合作创新才能制胜

知名咨询公司德勤（Deloitte）在 2020 年 1 月发布了《制胜未来医疗科技——携手消费科技　推动医疗服务转型变革》报告，他们认为医疗科技公司要实现差异化竞争，关键在于利用其自身硬件所收集的数据，以及以此改善健康状况、预测健康问题并帮助病人改变日常行为的能力。医疗科技公司只有与以消费者为中心的科技和数字化医疗企业合作，才能取得最好的成效。

创新是医疗科技和消费科技公司的未来之路。受数据化技术、消费科技公司的竞争及新护理模式的影响，未来医疗科技公司很可能将面临一个不断快速变化的医疗行业格局。除提供产品外，医疗科技公司亦可通过服务短期内助力医院和医疗系统降低医疗成本、优化医生绩效以及提升诊治成效。可以使医疗科技公司对医院和医疗系统的影响最大化的前三大服务包括：

（1）远程病人监控——可穿戴设备等联网设备所产生的数据，可防止疾病的进一步恶化，并将病人转移至成本更低的护理环境。

（2）数据存储与整合——经整合的数据可帮助医生在改善病人护理方面做出更为明智的决定，达到更好的治疗成效，降低医疗费用。

（3）提升临床效率——VR/AR 技术、3D 打印定制逼真解剖模型改变医务人员接受培训及治疗病人的方式，设计成本效益高的临床实验等。

（三）医疗产品开发和地域推广的范式改变

据弗若斯特沙利文（Frost ＆ Sullivan）的调查，新兴市场的高增长将改变医疗产品开发和地域推广的范式[①]。具体而言，将呈现如下趋势：

（1）"服务即产品"的解决方案将成为在医疗领域取得竞争优势的有力工具。在未来两三年内，主要制药公司和医疗服务提供公司总收入中的 2％～

① Forbes. 10 Predictions For A Global Healthcare Market Set To Cross The $1.85 Trillion Mark In 2018；Frost ＆ Sullivan. 2018 Global Healthcare Market Predictions Revealed：Growth Opportunities，Technology，and Trends.

3％将来自"服务＋"模式。随着业务模式向"平台即服务"和"数据即服务"转变,企业通过信息技术实现业务预期,那么资金、支出和收入也会继续从资本性支出变为运营成本。"让数据说话"将成为创新的新源泉。对于"按治疗结果付费"的医疗保险来说,智能解决方案和服务实现了差异化医疗。未来,这种以提供服务获得收入的业务模式,能让终端用户更加明白医疗的价值。

(2) 云端成为跨行业合作的核心平台,有助于各医疗健康利益攸关方降本增效。云计算通过安全的门户以及近乎无限的存储和控制,为医疗专业人员提供对患者数据的即时访问。医生可以在几秒钟内存储信息并以同样的速度访问。除非患者特别要求,否则此过程不需要硬拷贝。2017 年全球公共云服务市场规模达 2 602 亿美元,同比增长 18.5％,预计到 2020 年时,全球云计算市场的规模将达到 4 114 亿美元[①]。此外,基于价值的医疗需求日益增长,精准医学概念渐入人心,部署可扩展云平台势在必行。通过可扩展云平台整合各种医疗数据集,医疗机构间可加强合作,创建新型护理模式(例如远程医疗和家庭护理)并制定切实可行的分析解决方案。

(3) 虚拟测试和远程临床试验不断增加,效率提升和患者至上成为医疗重心。在降低测试成本、简化测试流程和展示真实效能方面,可穿戴设备和智能手机 App 数据的应用和整合,很早就展现出极大优势。2017 年 11 月,苹果公司开始与斯坦福大学医学院展开一项名为 Apple Heart Study 的合作。这项研究使用苹果手表中的心率传感器收集不规则的心跳数据,并通知用户可能拥有的危及生命的疾病,比如房颤。并且,这次合作还能帮 Apple 改进用于检测异常心跳的技术。

全球约 20％的临床试验将通过虚拟实现,因为在未来一年到一年半的时间里,移动医疗(mHealth)解决方案将获得飞速发展。移动医疗,就是通过使用移动通信技术——例如手持终端(PDA)、移动电话和卫星通信来提供医疗服务和信息,移动医疗为医疗卫生服务提供了一种有效方法,其核心目标是提高服务效率、减少医疗差错、控制医疗成本和改善就医体验,移动医疗让医疗服务"随手可得",实现医院无线网络全场景覆盖。移动医疗服务主要包括移动医护、患者服务、移动支付、资产管理及远程诊疗,涉及医院的门诊、输液、病房、手术室、办公区、一级库、二级库、移动医药包、药房等各个场景。随着"自

---

① 资料来源：Gartner 前瞻产业研究院整理。

带设备办公"模式的普及,原先在临床研究中不受重视的移动医疗和可穿戴设备等技术,不仅会获得生机,还将迅速成为标准。

(4) 院内机器人手术和护理将普及。衍生于工业机器人技术,借助 PUMA260 的工业机器人平台于 1985 年首次开展了机器人辅助定位的神经外科活检术,成为医疗机器人起步的标志。目前常见的医疗机器人可分为五类:手术机器人、检查机器人、康复机器人、护理机器人以及导诊机器人。目前,微创手术、配药、物流、就医指导、智能问诊等机器人技术及设备已成功在部分医院应用,而随着人工智能技术快速突破,具备复杂人机感知能力、自然人机交互及柔顺协作控制技术的医疗服务机器人将在患者康复、居家养老、个人护理、医养结合层面得到普及。2000 年,达芬奇手术机器人成为世界上第一个可以正式在手术室中使用的机器人手术系统。目前手术机器人已在腹外科、神经外科、胸外科、骨外科、血管介入、颅面外科等手术中得到广泛应用。经过数十年的高速发展,医疗机器人的功能覆盖了导诊、手术、诊疗、康复、运送、护理、残疾和老年辅助等医疗保健流程。据波士顿咨询公司(BCG)测算,截至 2016 年 1 月,全球医疗机器人行业每年营收达到 74.7 亿美元,预计未来 5 年年复合增长率能稳定在 15.4% 左右,至 2020 年,全球医疗机器人规模有望达到 114 亿美元。其中,手术机器人占 60% 左右市场份额。

(5) 人工智能将成为影像诊断的主流。影像数据量占医院总数据量的 90% 以上,普通医院影像数据量每年都有大幅度增长,人工智能与医学影像的结合,被认为是最有可能先发展起来的领域。借助计算机视觉技术,能够实现病灶识别与标注、靶区自动勾画与自适应放疗以及影像三维重建等功能。较典型的人工智能在医学影像识别中的应用,是通过 PACS 与临床流程紧密结合,在完成对急诊、门诊和住院患者的图像采集后,实时上传到云端 AI 数据分析平台进行图像识别等 AI 技术处理,完成分选、标识;医生在 PACS 终端上对 AI 处理结果进行审读、完成诊断并出具报告。人工智能可以实现流程自动化,提升流程效率,提高诊断准确度,在医学影像中发挥主要作用。

普及影像智能读片技术,建立标准化、规模化和第三方的影像分析算法平台,可大大提高肿瘤识别率,提升阅片速度,让不发达地区获得名医阅片能力。美国、日本等国家在未来 5~10 年将继续大力发展疾病筛查、脏器三维成像、病灶分类/勾画、病理分析等技术,加速影像三维后处理软硬件一体化设备的研发。从目前来看,飞利浦、通用电气、西门子、富士等公司在高端影像三维后处理技术及设备上形成了技术屏蔽,而我国尚无成熟的国产化高端产品可与之竞争。基于机器深度学习的医学影像智能阅片设备,需建立卷积自编码、迁移学习、对抗学习等众多模型,以及研发多结节自动分割、高通量特征提取、三维超高分辨率动态显微成像、多参数专科超声成像、多模态分子成像、基于内容影像检索等多种设备及技术。

(6) 区块链技术进入实际应用。当前区块链技术引起了很多国家的普遍关注,英国已把区块链技术列为国家战略。区块链技术在医疗信息领域的核心应用技术优势十分显著,其去中心化的分布式结构可应用于医疗数据共享;不可篡改的时间戳特性可解决数据和设备追踪及信息防伪问题;复杂保管权限的优点可解决目前医疗信息化技术的安全认证缺陷。该项技术具有非常大的潜力。

区块链在医疗信息化领域最主要的应用是电子病历,患者自己将成为医疗数据的真正掌握者。这样不仅有助于保护患者医疗信息隐私,也推动了医疗信息在医疗机构之间共享,以及患者与医疗机构之间的信息共享,实现医疗去中心化。

区块链技术与医疗保险的结合也是目前国内外企业积极探索的热点领域。一方面是区块链技术天然带有金融属性,能与医保金融属性产生联结;另一方面,区块链安全保密的属性,使人们可以通过使用可信任的链上数据完成线上理赔业务,相比传统的纸质单据处理,成本更低、效率更高,极大解决了信息不对称带来的医疗理赔风险。

此外,区块链技术可以有效降低药品在流通过程中出现假药而带来的医疗风险。通过区块链技术,药品供应链的所有节点都将会在区块链上对流通的药品信息进行记录,任何药品在区块链上都能够得到验证,最大程度保证了药品信息的可追溯性,杜绝药品盗窃与假药销售,保证患者的用药安全。

基于健康管理的区块链智能合约,可以提供解决各种医疗服务的方案,包括药物跟踪、医生和护士资格审查、人口健康数据实时分析和检查、保险风险分担、远程医疗、家庭健康数据访问与共享、在物联网范畴下的远程设备监控等。这些开放和可行的健康管理区块链技术将开启医疗保健领域的新商业模式,包括医疗产品和服务分析,创新性的医疗事故保险和快速索赔处理等新业务。

(7) 全球精准医疗行业发展迅猛,欧美地区精准医疗行业发展相对成熟。

自 2015 年美国总统奥巴马提出"精准医学计划"以来,精准医疗概念迅速席卷全球,近年来更呈逐年加速趋势,各种新技术、新产品不断出现,技术进步推动基因组测序、靶向药物研制、细胞免疫治疗、基因治疗等进入新的阶段。2016年全球精准医疗市场规模 600 亿美元,其中精准诊断市场规模 100 亿美元,精准治疗市场规模 500 亿美元。2016—2018 年全球行业发展增速 15% 左右,预计 2020 年全球精准医疗市场规模将突破千亿美元。

作为精准诊断核心和关键的测序仪,也是基因测序产业链上壁垒最高的部分,其市场基本被欧美巨头公司占领。全球三大测序设备龙头企业 Illumina、赛默飞和罗氏的市场占有率分别达到 83.9%、9.9% 和 5.2%。此外,高端生物制品和药品生产制造中涵盖了分析、检测、存储等多个环节,赛默飞、Beckman 等企业的设备和配套的试剂、耗材凭借早期介入和市场的认可几乎已经成为医疗机构和医药企业的首选。科技巨头在大数据分析等方面具有技术优势,面对精准医疗行业,包括英特尔、谷歌、阿里巴巴在内的科技巨头纷纷布局精准医疗业务,开展一系列投资活动①。

二、上海市健康科技发展优势

2014 年,习近平主席提出要将上海建设成为具有全球影响力的科技创新中心,这是中央综合分析国内外大势、立足我国发展全局并根据上海具体实际作出的国家战略部署。为此,上海正朝"成为世界创新人才、科技要素和高新科技企业集聚度高,创新创造创意成果多,科技创新基础设施和服务体系完善的综合性开放型科技创新中心""成为全球创新网络的重要枢纽和国际性重大科学发展、原创技术和高新科技产业的重要策源地之一""跻身全球重要的创新城市行列"三个方向不断迈进。

(一)人才团队有基础

1997 年以来,上海市卫生局先后实施了"百名跨世纪优秀学科带头人培养计划"(简称"百人计划")、"上海市医苑新星培养计划"等医学人才培养计划,培养和造就了一大批优秀中青年学科带头人,从根本上改变了过去人才队伍"青黄不接"的困难局面,取得了很好的效果。但与建设亚洲医疗中心城市之一的目标定位相比,上海卫生系统学科人才建设还有一定差距,主要表现为缺

---

① 资料来源:《全球精准医疗行业发展前景预测与投资战略规划分析报告》。

少在重大疾病的诊断治疗、预防控制和科技创新中作出突出贡献,能凝聚优秀团队和带领本学科持续发展的德才兼备的优秀医学人才,即人才"金字塔"结构中的顶尖人才。

由于大师级人才短缺制约了领跑速度,因此加强上海卫生系统学科人才梯队建设,加速培养一批医学领域的领军人才,以领军人才带动优秀创新团队,促进上海医学科技与发展水平的整体提高,以弥补尚存在的结构性缺陷,是继续保持和发展上海医学科技优势、保持上海医学可持续发展的迫切要求。

上海市卫生和计划生育委员会在《关于促进上海医学科技创新发展的实施意见》中提出如下意见:"创新'医教协同'机制,实施'医学领军人才、优秀学科带头人和优秀青年医学人才'培养计划,对人才、项目和团队等进行多途径支持,造就一批科技创新领军人才,着力培养一批优秀学科带头人、首席科学家、临床研究领军人才;重点培养一批基础研究型、临床与公共卫生研究型、产业转化型的创新尖子人才,依托各类'医研企'创新基地,加快培养一批科技成果转移转化领军人才。加快形成与国际惯例接轨的人才制度和支撑体系,探索实施更加开放、灵活和柔性的人才引进和流动政策。完善人才的激励机制、竞争机制、导向机制、保障机制和培训机制,使高端医学科技人才'既能培养得出来,也能留得住'。"

(二)临床研究基础扎实

上海依托自身良好的人才基础和社会经济环境,在临床研究方面打下了坚实的基础,为国家承担多个重要领域的医学研究。

1. 综合类医学研究中心:国家临床医学研究中心

2012年我国启动了国家临床医学研究中心的建设工作。经多年建设,国家临床医学研究中心已纳入技术创新与成果转化类国家科技创新基地,在集聚医学创新资源、优化组织模式等方面发挥了积极作用,呈现出良好的发展态势,得到了各级领导的高度重视,受到社会广泛关注。从2012年开始,科技部会同卫生计生委和总后卫生部试点建设4批共涉及20个领域的50家国家临床医学研究中心。其中有6家研究中心在上海,数量仅次于北京。

第一批确定的13家国家临床医学研究中心包括心血管病、神经系统疾病(包括脑血管病)、慢性肾病、恶性肿瘤、呼吸系统疾病和代谢性疾病等6个疾病领域。上海交通大学医学院附属瑞金医院是代谢性疾病领域的两家之一,另一家为中南大学湘雅二医院。

第二批确定的 9 家国家临床医学研究中心包括精神心理疾病、妇产疾病、消化系统疾病等 3 个领域。其中消化系统领域 3 家,分别为位于上海的第二军医大学长海医院,位于西安的第四军医大学西京医院,以及位于北京的首都医科大学附属北京友谊医院。

第三批确定的 10 家国家临床医学研究中心包括口腔疾病、老年疾病 2 个疾病领域。上海交通大学医学院附属第九人民医院是口腔疾病领域 4 家之一;复旦大学附属华山医院则同其余 5 家医院一起,承担老年疾病领域的研究。

第四批国家临床医学研究中心包括感染性疾病、儿童健康与疾病、骨科与运动康复、眼耳鼻喉疾病、皮肤与免疫疾病、血液系统疾病、中医、医学检验放射与治疗等 9 个领域共 18 家国家临床医学研究中心。第四批国家临床医学研究中心依托单位中,上海市第一人民医院与温州医科大学附属眼视光医院、中国人民解放军总医院共同成为国家眼耳鼻喉疾病临床医学研究中心;复旦大学附属中山医院则为唯一一家国家放射与治疗临床医学研究中心。

2. 专科类临床研究中心

(1) 国家肝癌科学中心

"国家肝癌科学中心"由国家发改委立项,第二军医大学联合复旦大学、上海交通大学共同申报成立。2012 年 4 月 1 日上午在上海市嘉定区安亭镇东方肝胆外科医院新院区西侧开工建设,是继国家纳米科学中心后由国家发改委立项审批的第二个国家级科学中心,项目总投资 1.5 亿元左右。中心紧紧围绕显著降低我国肝癌发病率、病死率的目标,聚焦肝癌研究领域的重大科技关键问题,开展肝癌的基础和应用基础研究。研究重点包括:肝炎、肝硬化向肝癌发展的预警与预防研究,肝癌标志物筛选及在早期诊断、分子分型和个性化治疗中的应用,肝癌发生发展的分子机制、药靶鉴定和靶向干预研究,肝癌复发转移的分子机理与干预技术,宿主及微环境的系统性调控,肝癌生物治疗新途径探索,肝癌的综合治疗与新治疗方案评价和优化等。

"国家肝癌科学中心"法人为第二军医大学,由其联合复旦大学、上海交通大学等共建单位共同申报立项。此外,中心还吸引了中国科学院上海生命科学研究院、华中科技大学、四川大学、中山大学、中国医学科学院、天津医科大学、第四军医大学、香港中文大学等在肝癌研究领域具有雄厚实力和特色的研究院所、医院、大学等参与建设和运行。中心将致力于创建具有我国特色、国际先进的肝癌综合诊治新体系,提升本领域的自主创新能力,建设高层次人才培养基地,推动国内外肝癌学术、科研成果交流。远期目标则是建立国际公认的、适应我国肝癌人群的肝癌预防体系、早诊体系和治疗体系,在现有基础上,使肝癌的发病率下降 15％、早诊断率提高 10％、5 年生存率提高 10％。中心目前主要由诊断标志物筛选与分子分型研究室,病原、宿主互作解析实验室,分子网络调控研究室,药靶发现与研发实验室,细胞治疗研究室,循证医学研究室 6 个核心平台以及资源保藏和数据链应用中心、动物中心、中试平台 3 个公用辅助研发平台构成。

(2) 国家热带病联合研究中心

世界卫生组织规定的 8 种最重要和最常见的热带病,主要包括疟疾、血吸虫病、黑热病、锥虫病、丝虫病、麻风病、登革热和结核。随着交通的便利以及流动人口的剧增,传染病离我们越来越近,威胁丝毫没有降低。2017 年我国报告疟疾病例约 3 000 例,均为境外输入病例,一些罕见的非洲锥虫病输入病例也时有发生。

在热带传染病面前已无国界,人类不自觉地已变成共同体。构建人类命运共同体是人类社会一项长期、复杂而又艰巨的任务,已列入联合国 2030 年可持续发展议程,发展中国家热带病流行严重,承受全球 90％的疾病负担,但在全球研发成本中,只有 10％用于开发热带病相关治疗药物,未来发展空间大,推动乃至引领该领域全球合作,将成为助建人类命运共同体的具体措施和有效手段[①]。

目前,欧美发达国家深耕热带病已有百余年,与之相比,我国对各国热带病流行特点、传播规律、防治策略、技术措施等仍然缺乏了解,缺乏有效诊治技术、药品等。我国派出的援非医疗队仅由各省进行简单疟疾知识培训,对其他常见热带病缺少相应诊断与治疗能力,援非医疗队在非洲行医时需要得到国内的远程技术支持。由于罕见热带病的诊断试剂与治疗药品没有足够的市场,常规医生对疾病的诊断与治疗缺乏足够的经验诊疗知识和途径,供需无任何沟通渠道,经常因此而耽误最佳抢救时机,特种试剂与药品的储备成了关键。中国对非洲援助已有 50 多年,援助方式主要是临床医疗。近年来我国已经在非洲建立了一些公共卫生的基地与试点,上海市公共卫生临床中心主任

---

① 资料来源:《2030 可持续发展议程下中国参与全球卫生热带病防控重点》。

朱同玉建议,在中非合作、"一带一路"等国际合作方向,牵头实施合作控制消除热带病项目。同时建立 2～4 个海外热带病防控基地网络,联合全球热带病专业人员,共同开展热带病防控试点研究,将中国经验推广到非洲。除此之外,还应加大对原创热带病领域成果的经费支持,对中国自主创新品牌及科研转化至非洲国家的项目设立基金,积极推动社会力量参与建设,探索综合治理的新理念,将扶贫与除病相结合,将中国专利技术与产品推广至其他发展中国家进行转化与应用。

2011 年以来,国家卫生计生委、上海市人民政府筹建国家热带病研究中心,已取得初步进展。上海市公共卫生临床中心已成为华东地区乃至全国最负盛名的传染病医院之一,致力于整合在沪世界卫生组织合作中心的资源,建立一个高水平的国际热带病防治研究中心。在人才建设与技术储备上,利用上海已有基础,对热带病基础研究、菌毒种保藏、诊断咨询、试剂和药物研发、教学培训以及援外工作等提供硬件保障,有计划地培养新发突发热带病专家,建立一支具有全球视野的集研究与临床为一体的高水平专家队伍。同时,推动筹建热带病国家重点实验室与临床教学基地。

在服务体系建设方面,联合现有的世界卫生组织合作中心,集国内外权威专家为一体,建立国际热带传染病检测与咨询中心,定期开展对中国援非医疗队热带传染病预防、诊断与治疗方面的专业培训,并与外交部领保中心与驻地援外医疗队共同建立远程咨询与诊疗服务网络,随时提供服务与帮助。

(3)国家儿童医学中心

国家儿童医学中心落地上海,服务全国。据统计,我国 0 至 14 岁儿童已超过 2 亿人,占全国总人口的 16％以上。随着"二孩"政策的推进,儿童医疗服务资源更显不足,此外,我国地区间儿童医疗服务水平差异也较大。在这些背景下,2017 年 1 月,国家卫生计生委正式批文,决定以首都医科大学附属北京儿童医院为主体设置国家儿童医学中心(北京),以复旦大学附属儿科医院、上海交通大学医学院附属上海儿童医学中心为联合主体设置国家儿童医学中心(上海),共同构建国家儿童医学中心。京沪顶尖儿科队伍据此集结,将分别在南北区域发挥辐射带动作用。目前,一系列新工作已在落地中。2017 年 7 月,国家卫计委标准处委托复旦附属儿科医院制定"国家儿科临床指南评价标准",以全面推进中国儿科临床指南向着规范化和高质量的方向发展。儿科医院院长黄国英称,目前已制定及今后计划制定的儿科指南在国际上仍是空白,这些高质量指南的制定为中国临床指南制定起到了很好的示范效应。

将儿童健康摆在国家发展的重要位置，组建国家儿童医学中心，是新时代赋予儿科的新使命。上海是中国儿科学发源地，如今上海儿科人将集结起来，再迈新步伐。比如，国家儿童医学中心（上海）将组建六大临床医学中心，分别为出生缺陷临床中心、血液/肿瘤临床中心、新生儿临床中心、感染与免疫临床中心、疑难危重病临床中心、儿童保健与康复中心。它们将由儿童医学中心、儿科医院专家教授团队分别领衔担任"双主任"，形成强强组合。比如出生缺陷临床中心就由儿童医学中心刘锦纷教授和儿科医院郑珊教授领衔，他们均为我国儿外科知名专家。此外，国家儿童医学中心（上海）还将构建起重大儿童疑难疾病会诊中心，制定诊疗指南和规范，建设儿科教学培训体系，完善国家级儿童重大疾病登记系统，搭建基于转化医学研究的开放科技平台等，成为医疗、教学、管理、科研、预防"五位一体"的国家级儿科医疗机构，全面引领我国儿科医疗水平的进步。

作为国家级儿童医学中心推进的重要工作，上海儿童医学中心还将启动转化医学发展战略，组建上海交大儿科临床研究院，与华盛顿国家儿童中心共建儿童脑科学临床中心，并与一批院士合作，稳步推进分子遗传、基因组计划、基因治疗、再生医学与人造器官研究等一系列重大项目，承担作为国家儿童医学中心的责任，辐射带动我国儿科整体提升。国家儿童医学中心（上海院区）是以复旦大学附属儿科医院、上海交通大学医学院附属上海儿童医学中心为联合主体设置的国家儿童医学中心分院。2017年1月23日，《国家卫生计生委关于设置国家儿童医学中心的函》正式印发，明确以复旦大学附属儿科医院、上海交通大学医学院附属上海儿童医学中心为联合主体设置国家儿童医学中心（上海院区）。国家儿童医学中心（上海院区）坐落于地处浦东新区的上海国际医学园区，毗邻上海市质子重离子医院，将承担全国或区域性疑难危重疾病诊治，带动全国或区域内医疗服务能力的提升；协助制定我国儿童重大疑难疾病的诊疗指南和行业规范；组织开展儿科专业住院医师规范化培训和专科医师培训，培养临床技术骨干和学科带头人；建立儿童重大疾病监测系统，确定儿童健康问题研究的学科发展方向。

国家儿童医学中心（上海）今后也将成为儿童肿瘤治疗与研究核心基地。根据最新规划，坐落在上海国际医学园区的国家儿童医学中心（上海）将与上海市质子重离子医院，以及计划建设的复旦大学附属肿瘤医院东院，构成肿瘤全生命周期、全先进技术的最强组合。作为国家儿童医学中心承建单位,上海两家医院的带头辐射作用已在显现。以前,厦门及周边地区很多患有特殊疾病的危重早产儿和新生儿不得不远赴上海治疗,现在,这些孩子在厦门就能得到救治,因为厦门市儿童医院还有另一个名字:复旦大学附属儿科医院厦门分院。该院于 2014 年 6 月 1 日开业,高位嫁接、整体托管的联合办院模式就此开启。上海儿童医学中心已组建多种跨省医联体,涉及全国十多个省市。近日,上海儿童医学中心携手海南省妇幼保健院启动"海星计划"先天性心脏病患儿救助公益项目,儿童医学中心心胸外科专家奔赴海南,指导当地医生为三名先心病患儿成功实施手术。刘锦纷说,作为国家儿童医学中心的主体建设单位,儿童医学中心有责任发挥优势学科资源,造福岛上儿童。

(三) 技术开发有经验

1. 国际人类表型组计划

早在 2014 年,复旦大学就开始筹备大力推进"人类表型组"研究。2015年,科技部基础性工作专项支持复旦大学启动了全球首个大规模人类表型组研究项目——中国各民族体质人类表型特征调查;2016 年,上海市科委基础研究重大项目对人类表型组研究给予了优先启动支持;2017 年 11 月,上海市首批市级科技重大专项对"国际人类表型组(Ⅰ期)"项目予以立项。2018 年 10月底,在上海举行的第二届国际人类表型组研讨会前夕,成立了国际人类表型组研究协作组(IHPC)和中国人类表型组研究协作组(HPCC)。2019 年 8 月,上海市级科技重大专项"国际人类表型组(Ⅰ期)"项目通过中期验收;2019 年9 月,新型研发机构上海国际人类表型组研究院也正式获批成立,这标志着国际上首个跨尺度、多维度的人类表型组精密测量平台初步建成,整合国内外力量、推进人类表型组研究的战略性机构初步建立。未来,研究院和协作组将充分发挥创新设置的体制机制优势,除已在上海成立人类表型组研究中心外,还拟推动在全国各优势区域成立人类表型组学研究机构,形成人类表型组研究的协同创新网络,着力引进高端人才,打造人类表型组研究的国际人才高地;大力发展表型测量技术,推动制定相关的国家标准和国际标准,打造人类表型组数据云服务平台,面向全球科学界提供数据存储、管理、交换和共享服务;全面开展产学研合作,推动生命健康产业的变革性发展。

人体特征即是表型。生物体从胚胎发育到出生、成长、衰老乃至死亡的过程中,形态特征、功能、行为、分子组成规律等生物、物理和化学性状的集合,即是表型组。科学界认为,基因和环境互相作用决定人体表型。该项目的总体目标是,破解人体除基因外另一半生命"密码"——表型,制定人类表型组研究通用标准,绘制首张"中国健康人群全表型组参比图谱"。现已吸引英国、德国、美国、澳大利亚等7国顶尖科学家共同参与。该计划包含三大行动任务。第一,"上海行动",在上海开展1千健康人群和1万特定人群测量,建立国际公认的表型组测量技术体系、数据标准和流程规范。第二,"中国行动",在全国开展1万健康人群和5万特定人群测量,并在测量表型范围、精准度、人群队列量级等方面全面提升技术体系和测量能力,建成中国协同研究网络和产学研联盟。第三,"全球行动",在全球开展5万健康人群和50万特定人群测量,组建多中心研究国际联盟,形成完备的表型组测量与研发体系,共享数据。"国际人类表型组计划(一期)"的标志性成果是绘制首张"中国健康人群全表型组参比图谱"。该图谱预计覆盖2万个测量指标,将为中国人健康标准的制定提供依据。

"人类表型组计划"被视为继"人类基因组计划"后的又一战略制高点,将为生物医学研究提供新的突破口和新的范式,并将引领生物医学发展。"国际人类表型组计划(一期)"首席科学家、复旦大学副校长金力院士认为,"人类基因组计划"破解了人体基因"天书",但疾病不仅仅由基因单一因素导致。作为生命科学领域又一战略制高点,"国际人类表型组计划(一期)"将系统解答基因与表型之间的具体关系和内在机制,探究"健康辨识的基本依据"和医疗干预的调控目标,将有助于发现药物靶标,加速医药产业发展。通过全面精密测量、系统精细解构、精准调控干预,破解癌症等疑难疾病机理,推动精准医学发展。

2. 脑科学与类脑智能

对大脑的认知是人类认识自然和自身的终极挑战,脑科学研究的核心是理解脑功能的结构及物质基础。中科院在2012年启动了战略性先导科技专项(B类)"脑功能联结图谱计划"（Mapping Brain Functional Connections, 2012—2020),目标是对特定脑功能的神经联结通路和网络结构进行解析及模拟。"脑功能联结图谱计划"代表了脑科学研究的战略制高点,对揭示脑的工作原理、推动智能科学技术进步、增进人类身心健康等具有十分重要的意义。"脑功能联结图谱计划"设立以来,在感知觉神经环路发育和功能、视觉与本能恐惧行为的神经环路机制、情绪的神经环路编码机制、成瘾和抑郁症等脑疾病机理、意识的神经基础、基因编译技术及脑疾病的非人灵长类模型、神经元分类和功能分析技术及其应用、神经环路双色钙成像方法、神经环路结构与功能研究工具开发、深度神经网络芯片研制,以及资源库与平台建设等方面取得了一系列重要的科学发现和技术研发进展。

脑科学和类脑研究是近年来国际研究的热点前沿领域,世界主要科技强国都在这一领域投入大量资源。中科院前瞻部署,实施先导专项,成立脑科学与智能技术卓越创新中心。2018 年 1 月,脑科学与智能技术卓越创新中心在国际上首次成功实现了非人灵长类动物的体细胞克隆,取得了该领域具有全球影响力的科研成果,标志着我国在该领域研究占据了一席之地。中国脑科学和类脑智能技术得到国家经费大力支持,"973""863"计划和科技支撑计划等对脑科学研究总投入约 14 亿元人民币;国家自然科学基金委资助脑研究的经费近 20 亿元人民币;2012 年起中国科学院启动的 B 类先导专项"脑功能联结图谱计划",每年投入经费约 6 000 千万元人民币。此外,我国即将启动"中国脑计划"(脑科学和类脑研究)重大科技专项,以期在未来 15 年内,使我国在该领域处于国际前沿地位①。

上海脑科学与类脑研究中心的成立,是强化我国在该领域国际地位的重要举措。中科院作为国家战略科技力量,将坚决贯彻落实习近平总书记重要指示批示精神和党中央、国务院关于科创中心建设重大决策部署,始终将上海科创中心和张江综合性国家科学中心建设作为一项重大政治任务抓实抓好,充分发挥多学科交叉与协同攻关的优势,全力支持上海脑科学与类脑研究中心建设。上海脑科学与类脑研究中心的未来发展,一是要在最前沿领域进行开创性、引领性研究,力争产出世界级成果;二是要引进培养全球最顶尖的科学家团队,将中心打造成为具有全球影响力的脑科学与类脑研究高地;三是要大力弘扬科学精神和专业主义,培育让创新竞相迸发的沃土。

上海脑科学与类脑研究中心将立足世界脑科学与类脑研究前沿,聚焦国家在脑科学与类脑研究领域的战略需求,组织承接国家和上海市任务部署,加快推动我国在该领域的重大突破和跨越,力争建设成为世界一流的脑科学研究机构。上海的优点与特点在于,脑科学及神经科学的基础研究,临床基础研究、转化研究及临床研究,力量都是比较强的。多学科交叉研究以及类脑基础

---

① 蒲慕明,徐波,谭铁牛.脑科学与类脑研究概述[J].中国科学院院刊,2016,31(07):725-736+714.

研究,也是占了半壁江山的,上海的生物医药研究在全国一直占有一席之地。至于金融资本、知识产权、股权交易、高端制造业,以及国际化人才、市场、环境等方面,上海的总体环境和北京差不多。

人类的大脑是生物演化的奇迹,它是由数百种不同类型的上千亿的神经细胞所构成的极为复杂的生物组织。理解大脑的结构与功能是 21 世纪最具挑战性的前沿科学问题;理解认知、思维、意识和语言的神经基础,是人类认识自然与自身的终极挑战。脑科学对各种脑功能神经基础的解析,对有效诊断和治疗脑疾病有重要的临床意义;脑科学所启发的类脑研究可推动新一代人工智能技术和新型信息产业的发展。人工智能技术代表着国家竞争力,并正在以前所未有的速度渗透到现代服务业、工业和军事等领域中。脑科学和类脑智能技术正是两个重要的前沿科技领域,且二者相互借鉴、相互融合的发展是近年来国际科学界涌现的新趋势。脑科学研究对大脑认知神经原理的认识,提升了人类对自身的理解和脑重大疾病的诊治水平,也为发展类脑计算系统和器件、突破传统计算机架构的束缚提供了重要的依据。

当下,脑疾病是我国乃至全球人口健康领域面临的重大挑战,脑疾病在所有疾病经济负担中居于首位,占比 28%。全球有近 10 亿脑疾病患者,每年约带来经济负担 1 万亿美元。过去,肿瘤药物一直是全球制药企业的重点,在 2018 年,神经性疾病、阿尔茨海默病等药物的研发排到了全球第 3 位。上海在临床医学上有优势,特别是在儿童发育阶段、老年退化和精神疾病这三大领域,临床研究资源非常丰富。上海交通大学医学院系统里的三家儿童类医院及附属精神卫生中心,每年接收儿童自闭症患者可以达到 1 500 例,多动症 1 万例,情绪障碍 8 千例。瑞金医院神经内科的万人老年队列,则是国内最大规模老年群体队列。上海交通大学医学院附属精神卫生中心是亚洲最大的精神疾病防治机构,年门诊量近 100 万人次,其规模赶超北美几家大机构。

3. 精准医学

精准医学是指在大样本研究获得疾病分子机制知识体系的基础上,以生物医学特别是组学数据为依据,根据患者个体在基因型、表型、环境和生活方式等各方面的特异性,应用现代遗传学、分子影像学、生物信息学和临床医学等方法与手段,制定个性化精准预防、精准诊断和精准治疗方案。精准医学研究集合了诸多现代医学科技发展的知识技术体系,体现了医学科学发展的趋势,也代表了临床实践发展的方向。中国精准医学计划基本与美国同步。

2016 年国家重点研发计划"精准医学研究"重点专项正式启动,该专项设置了"新一代生命组学技术""大规模人群队列""大数据平台""重大疾病精准防诊治方案"和"集成应用示范"5 大任务,支持了 103 个首席项目,总经费近 30 亿元,已取得系列新理论、新技术、新方法和新产品的突破。

上海聚集了顶尖的生命科学和医学科研力量,拥有全国一流的生物医药产业基础优势,具备国际领先的临床医疗水平。上海科学家还主导了中国精准医学计划的总体设计和未来布局,在精准医学研究、临床应用、产业转化方面具有无可替代的优势,为建成精准医学研究国际高地,发展精准医学特色产业名片,将上海打造成国家精准医学先行示范区带来了绝佳机遇。精准医学与个性化医疗引领新业态。一是聚焦肿瘤、心脑血管疾病、内分泌代谢疾病、罕见病等疾病,加强精准医学技术研究,引导疾病诊疗从"通用型"向"个体化""精准化"发展。二是加快分子诊断、生物治疗、干细胞与再生医学等精准医学领域发展,推进医学队列研究和科研信息数据共享。三是推进人类表型组研究。四是加快新型疾病特异性分子标志物和药物靶标研究。五是构建具有国际先进水平的创新药物和医疗器械临床试验平台,支持自主创新药物、新型生物医药材料和高端医疗技术装备的研发和应用,促进精准医学发展。

4. 生物医药

生物医药产业作为上海市战略性新兴产业的重要支柱,产业创新要素集聚、企业链条齐备、综合配套优势明显。在各类研发创新要素加速集聚及政策驱动下,上海市生物医药产业始终保持国内领先地位,并朝着成为具有国际影响力的生物医药创新策源地和生物医药产业集群方向发展。2017 年上海市生物医药工业总产值首次突破 1 000 亿元,同比增长 6.9%,上海市科委数据显示,上海 2017 年全市生物医药产业的经济总量达到 3 046.42 亿元,增长 5.82%。2018 年 12 月 5 日,上海市科委和上海市政府办公厅共同发布的《促进上海市生物医药产业高质量发展行动方案(2018—2020)》提出,到 2020 年,上海市生物医药产业规模要达到 4 000 亿元,到 2025 年,基本建成具有国际影响力的生物医药创新策源地和生物医药产业集群。

经过十多年发展,张江构建了完善的生物医药创新体系和产业集群,已成为国内生物医药领域中研发机构最集中、创新实力最强、新药创制成果最突出的基地之一。2017 年,张江高科技园区集聚国内外生物医药企业 613 家,实现营业收入 593.1 亿元,从业人员数为 4.2 万人。各类创新人才不断集聚,各级专家 162 人,其中,国家级专家 104 人,省(市)级专家 44 人,区县级专家 14 人;科技活动人员数为 1.3 万人,其中研发人员 1.2 万人,同比增长 17.9%。重点项目加速落地,2018 年,勃林格殷格翰全新亚洲动物保健研发中心在张江启用,齐鲁上海研发中心落户张江,江西济民可信集团研发中心在张江启用,罗欣药业上海新研发基地落户张江。2017 年,张江科研项目开发数 6 693 个,同比增长 6.4%;专利申请数和授权数分别为 1 514 个和 744 个,同比增长 24%和 18.1%,其中国际专利申请数 283 个,授权数 156 个,分别增长了 22%和 85.7%;商标注册数 297 个,增长了 32%。

目前,上海市初步形成了生物药、创新化药、高端医疗器械等共同发展的产业格局,同时在医疗服务、人工智能、医疗大数据等领域实现了特色化发展,集聚了一批行业龙头企业。未来,上海将聚焦重点领域,在生物制品领域,重点推动抗体药物、新型疫苗、蛋白及多肽类生物药等产品研发和成果产业化;在创新化学药物领域,重点推动肿瘤、心脑血管疾病、糖尿病、神经退行性疾病、呼吸系统疾病、重大传染病等领域药物研发,加快推动成果产业化;在医疗器械领域,重点聚焦数字医学影像设备、高端治疗设备、微创介入与植入医疗器械、临床诊断仪器等创新性强、附加值高的产品,加快实现产业化。

上海集聚了一批全球顶尖的大型科研机构和企业研发中心,包括中科院系统的国家蛋白质科学中心、上海药物研究所等;高校系统的复旦大学、同济大学、上海交通大学等一批国内知名高校;以及诺华、罗氏、辉瑞等全球顶尖药企的研发中心。火石创造数据库数据显示,截至目前,上海市累计获批国产药品 3 943 件,其中包括化药 2 894 件,生物制品 166 件,中药 665 件。累计获批国产医疗器械 14 523 件,其中包括一类医疗器械 3 760 件,二类医疗器械 8 372 件,三类医疗器械 2 391 件。上海市生物医药产业领域私募股权和风险投资(PE/VC)活跃。2018 年度,上海市生物医药产业累计发生融资事件 130 起,融资金额高达 263.1 亿元,同比增幅 111.2%,生物医药领域融资额全国第一,亿元以上融资 15 起。上海依托张江药谷等产业载体,形成了四大人才群体:一是海外高层次专家和科学家人才群体,二是创新型企业家群体,三是研发人才群体,四是工程师和高级技能人才。这四类人才群体构成了张江创新创业的核心竞争力,为整个上海生物医药产业发展提供了国际化、专业化人才支撑。

上海市出台了《上海市促进生物医药产业健康发展实施意见》《促进上海

市生物医药产业高质量发展行动方案(2018—2020)》等政策文件,加大对生物医药产业的政策扶持力度。另外,上海发挥先行先试优势,出台《中国(上海)自由贸易试验区内医疗器械注册人制度试点工作实施方案》,提出开展中国(上海)自由贸易试验区内医疗器械注册申请人委托上海市医疗器械生产企业生产,改革完善医疗器械审评审批和注册生产制度,建立注册人保证医疗器械质量的责任体系,完善事中事后监管体系,落实跨区域监管责任。

5. 智慧医疗

目前,"互联网＋医疗"市场需求不断增长,国家有关部委相继发布各项政策,智能医疗是其重点发展方向。上海作为人工智能的创新发展基地,在医疗领域先行先试,积累了诸多智能医疗应用案例。随着信息化的发展,医疗行业网络信息安全问题频发,医疗科技想要在未来得到更加深远的发展,离不开对医疗领域的网络信息安全保驾护航。

为贯彻和落实《全国医疗卫生服务体系规划纲要(2015—2020 年)》《"十三五"卫生与健康科技创新专项规划》《上海市医学科技创新发展"十三五"规划》要求,进一步提升智慧医疗在上海医疗卫生领域全面布局与前瞻引领,推动医疗业务服务模式创新,实现医疗资源整合和共享,提升医疗协同服务能力,支撑智慧医疗发展,2018 年,上海市公布了 39 项智慧医疗专项研究项目,加速"智慧医疗变革",令医疗科技企业的入局变得"有技可施"。平安集团旗下"平安智慧城市-智慧医疗"拿下其中五个智慧医疗项目,与上海市瑞金医院、仁济医院、华山医院、肿瘤医院、第六人民医院、第十人民医院等多家三甲医院合作,强势助力上海智慧医疗驶入快车道。

在打造"智慧医院"方面,瑞金医院可谓上海的先行者。瑞金医院每年有数千例甲状腺肿瘤病例,形成了一套金标准,希望能在成熟的人脸识别、智能影像等技术能力的支撑下,打造一个"看得见、摸得着、用得上"的临床辅助诊断系统。医疗大数据时代,如何解决患者信息安全和患者信息共享之间的矛盾,已成为亟待解决的问题。针对医疗行业存在的共性问题,仁济医院从患者信息安全的角度入手,打造医联体云医疗模式,并建立行业规范与标准,解决患者信息的共享与安全问题。新华医院从医联体往智慧医联体发展,将结合智能医疗打造许多落地的智能影像筛查、智能辅助诊疗、智能分诊导诊、智能患教随访等,为患者许多智能化的服务,帮助医院提升效率,提高患者就诊体验。

2020 年 2 月 26 日，上海市首家公立互联网医院取得牌照，并命名为"上海市徐汇区中心医院（复旦大学附属中山医院徐汇医院）贯众互联网医院"。经过 4 年的磨炼和完善，徐汇云医院（"上海市徐汇区中心医院贯众互联网医院"前身）已经服务人次 180 万余，实名制注册用户 17 万余。在"徐汇云医院"App上，患者可以方便地完成购药、预约、查看报告等操作。在新型冠状病毒感染的肺炎疫情防控工作中，徐汇云医院与上海商赢互联网医院联合设立"上海市发热咨询平台"（"新冠工作室"微信小程序），引导群众有序就诊，解决群众日常基本医疗服务需求。近 100 名专业医师为发热咳嗽等提供居家咨询、新冠肺炎知识专业指导等。值守 27 天总服务人次达 11.6 万，收到很好的反响。

随后，徐汇云医院的功能得到了进一步的拓展和完善。患者不仅可以在线上进行咨询和预约，来自呼吸内科、全科医学科、心内科、内分泌科、神经内科等专业专家团队的在岗医生还能进行"面对面"视频诊疗，实现在线问诊、慢病续方、疑难病多学科会诊等功能，从而进一步改造优化诊疗流程、改善患者就医体验，提高医院管理和便民服务水平，提升医疗机构基础设施保障能力。

（四）转化医学中心理念领先

2016 年，我国首个综合性国家级转化医学中心落户上海。这是继上海光源、国家蛋白质科学基础设施落户上海后的又一国家重大科技基础设施，也是我国首个综合性国家级转化医学中心。转化医学国家重大科技基础设施（上海）项目，由上海交通大学和上海交通大学医学院附属瑞金医院共同承担建设。该中心将聚焦危害中国人民健康的重大疾病，包括白血病在内的血液系统恶性肿瘤及胃肠肿瘤、糖尿病等代谢性疾病，以及冠心病、高血压等心脑血管疾病。与此同时，该中心也将创新运用多种最新研究理论与方法，在医学大数据的支持下深入探索一系列疾病的机理和规律。上海交大转化医学指挥部介绍，国家转化医学中心（上海）也将基于上海交大的理工科优势，力求医理、医工多学科交叉融合。

"转化医学"是医学界十分火热的概念，它由美国国立卫生研究院在 21 世纪初提出，认为科研发现不应停留在实验室，而是要转化为临床可用的新检查或治疗手段。在美国，过去十多年转化医学中心如雨后春笋般出现，投入上亿美金。面对这一国际趋势，我国也早早布局国家级转化医学中心，一方面是为了避免各地重复建设，浪费资源，另一方面是为了促成多中心联合攻关重大医学问题。早在 2014 年国家转化医学中心（上海）获批时，就受到国际学术界的关注,《自然》杂志发专稿聚焦我国将建首个国家转化医学中心。国家转化医学中心(上海)建立之初就站在高起点。2014 年 10 月,第一届学术委员会、国际咨询委员会成员已投入运作,中国科学院院士陈竺、诺贝尔奖得主 J. 麦克·柏肖教授、美国科学院院士王晓东等 30 多位知名科学家位列其中。该中心的目标是建立相关疾病预测、预防、早期诊断和个体化治疗的理论、模型和方法,解决重大疾病的发生、发展与转归中的重大科学问题,带动自主、高端医疗产业技术的研发,其中包括有望实现质子刀等重大新型医疗装备的国产化。

国家转化医学中心(上海)还有 4 个姐妹机构,上海设施是唯一的综合性转化医学中心,将与北京协和医院、解放军 301 医院、四军大、华西医院等 4 个转化中心形成国家部署的"1 + 4"布局,结成转化医学中心联盟,共商发展。作为首个国家级转化医学中心,上海的国家转化医学中心将率先探索适应新型转化医学研究的机制体制、人事制度和监管制度建设。

三、上海市健康科技发展趋势

(一)在研在建的重点领域

上海是中国现代医疗服务体系、生物医药以及生物医学工程产业的发源地,近年来,在生物医药及医疗器械产业中取得了举世瞩目的发展,许多临床医疗机构、企业、大学和科研院所也纷纷加大建设力度,以"建设亚洲医学中心城市"为目标,争创"国内最高、亚洲领先、世界一流"水平。根据《上海市医学科技创新发展"十三五"规划》要求,上海市卫生健康委在"十三五"期间重点发展精准医学,聚焦恶性肿瘤、心脑血管疾病、内分泌代谢疾病、罕见病等,加强精准医学技术研究,形成对标国际的疾病诊疗规范,引导疾病诊疗和预后预测从"通用型"向"个体化""精准化"发展。2018 年开展了协同创新集群建设,聚焦再生医学与干细胞研究、分子医学与主要肿瘤精准干预应用研究。项目总资助经费达 1.25 亿元。2020 年将继续在免疫与细胞治疗、"生命千天"等领域继续开展协同创新集群建设。

同时,卫生系统各单位聚焦精准医学,开展积极的实践与探索。复旦大学附属中山医院精准医学中心成立于 2015 年 5 月,是国内医院最早成立的精准医学中心,拥有 11 台高通量测序仪及大型数据处理服务器,可以实现标本提取、建库、测序及数据分析的完整流程。作为国家卫健委高通量测序临床应用试点单位,目前主要开展肿瘤易感基因和精准用药基因检测;病原体快速鉴别检测;遗传性疾病基因检测等。建设在上海交通大学医学院附属第九人民医院的上海精准医学研究院属于上海市教委Ⅳ类高峰学科建设项目,于2017年12月正式运行,目前建成了蛋白质平台、组学平台、电镜平台、生物成像平台、化学生物学平台、数据计算与分析平台等一系列高水平技术平台。已经形成一支由多名中青年独立研究员组成的科研队伍,在干细胞与再生医学、组织工程、病原微生物、生殖与遗传发育、肿瘤与代谢性疾病、组学、结构生物学、生物信息学等与精准医学密切相关的研究领域全面展开科研探索。复旦大学附属华山医院感染科针对临床疑难感染性疾病,于2017年在国内首先创建临床病原学精准宏基因组学的应用研究,并建立感染性疾病病原精准诊断平台。可快速诊断罕见及新发感染性疾病,科室在24小时内确诊国内第二例输入性锥虫病例,为72小时内与世界卫生组织沟通获得治疗药品奠定了基础;2018年项目负责人应邀在美国微生物学年会上展示了中国团队在二代测序病原学诊断中的研究成果,研究摘要获得美国微生物协会颁布的杰出贡献奖。

（二）未来发展方向

1. 建设国际化的精准医学临床研究中心

临床研究是生物医药创新链的关键环节,是上海生物医药产业高质量发展的有效支撑。上海市政府高度重视本市临床研究工作。为完善本市临床研究体系,支持生物医药产业高质量发展,上海市卫生健康委会同相关部门共同制定发布了《关于加强本市医疗卫生机构临床研究支持生物医药产业发展的实施方案》,其中,特别强调要加强国家重大科技基础设施群的建设与协同。建议在已有的"蛋白质大科学设施"和"转化医学大科学设施"的基础上,推动尽快启动引领国际的"系统生物学大科学设施"建设和具有领域基础支撑作用的"生物医学大数据大科学设施"建设,构建国际领先的生命健康大科学设施集群,有效满足精准医学基础研究、临床研究和产业化需求,支撑精准医学创新与产业化。

2. 打造引领国际的高精度生物医学大数据库

高质量、高水准的生物样本必须依赖于生物样本库的标准化建设。为了规范生物样本库建设,提高生物样本库质量,2016年底,中科院和上海市共同推动的"国家生物医学大数据基础设施"建设项目,被国家发改委列为"国家重大科技基础设施'十三五'规划"后备项目。近三年来,该项目得到中科院、上海市的高度重视,韩正等中央领导也多次作出批示,关心其进展。在预研过程中,上海科创办、市发改委、市科委、市经信委、市卫健委、中科院上海分院、张江实验室等单位通力合作,给予"预研"有力的支持。建议整合本市医疗系统临床数据、高校科研院所精准医学基础研究数据、大型人群队列数据、临床研究和临床服务数据,共同打造上海生物医学大数据库。制定数据处理标准、数据分析途径、生物描述规范、报告标准等统一标准流程,保障生物医学大数据库的合理合法共享,为精准医学的基础研究、临床应用、产业发展和基于大数据的健康服务提供全球最好的数据资源支撑。

3. 建设上海精准产业示范园区

根据《关于推进本市健康服务业高质量发展加快建设一流医学中心城市的若干意见》,加快健康服务业集聚区建设,推动嘉定区以国家肝癌科学中心、区域内中医医疗机构、联影医疗为依托,建设以细胞免疫技术、肿瘤精准治疗和中医药健康服务为特色的精准医疗与健康服务集聚区。建议统筹优化全市精准医学产业空间布局和公共配套,以"上海(南翔)精准医学产业园"为起点,在上海优势区域加快建设集园区开发、资本运作、成果转化、企业服务于一体的新型精准医学产业示范园区,加速临床应用成果和产业化项目的孵化,为初创企业提供起步台阶,降低创新创业准入门槛,不断提升示范园区的发展能级和影响力,构建完整的精准医学产业生态。

4. 设立上海精准医疗重大专项

为凝聚全市精准医学基础研究、临床研究、技术和产品研发等优势单位,组建由专业领军人物领衔的大团队,进行多学科交叉、多单位融合,产学研医一体化协同攻关,以攻克重大疾病和产出重磅产品为目标,进行应用导向性创新。建议设立上海精准医学市级重大专项项目群。选取疾病负担重、临床需求大、经济潜力强的若干种重大疾病,加速临床精准防诊治方案的研发。通过上海精准医学市级重大专项项目群的实施,加速持续产出重大原创基础研究成果,突破"卡脖子"关键技术和仪器设备,扩大上海在全国精准医学研究和产业化领域的优势。

5. 利用华大基因科技优势打造世界一流精准医学和健康创新中心

华大基因进入上海,一是可以推动形成规模化的高端制造业;二是可以聚集和带动生命科学和生物医药产业发展,推动长三角相关产业一体化发展;三是可以助推临床研究发展,形成引领国内国际的医学"科创"高地;四是有利于城市公共卫生防控,可以为群众提供基于基因技术的高品质基本公共健康服务。

华大基因具有基因测序的核心技术、科研能力和产业优势，但缺少领先的临床研究能力和资源；上海市具有国内领先的临床研究能力和人才资源集聚，以及巨大的服务市场，但缺少基因检测相关产业支持。因此，按照"优势互补、资源整合、开放共享、合作共赢、共同发展"的原则，上海市卫生健康委积极支持双方开展合作。对于本市已有一定基础的项目，采取"资源共享，协同发展"的原则；对于本市已经起步的项目，采取"资源整合，联动发展"的原则；对于本市空白领域，采取"资源集聚，带动发展"的原则。

此外，基因高通量测序并不能完全判断和预测诊断疾病，仅显示部分与未来健康、疾病的相关性，如要准确判断或预测疾病，还需作大量深入的机制研究、转化研究、多组学研究等，因此合作模式建议由上海主导，与华大基因及相关单位开展合作。

第五章

上海健康科技创新评价指标体系设计

一、设计思路

（一）总体考虑

课题组有针对性地收集了国家层面、上海市层面以及上海市各个区县关于健康科技创新的政策文件和内部资料，根据建成全球健康科技创新中心的定位，围绕健康上海、"十三五"医学创新规划和"健康服务业 50 条"等的核心内容和发展方向，同时搜索全行业范围内对科技创新评价的中英文文献、公开报告和数据库，整理分类汇总，形成最初的备选指标。

（二）基本原则

上海健康科技创新评价指标体系所包含的指标既要能够比较全面地反映出上海健康科技创新发展的整体状况，又要尽量少而精，紧扣发展重点方向和关键点，以免增加评估的难度和复杂性。指标构建依据除采用 MECE（Mutually Exclusive Collectively Exhaustive；相互独立，完全穷尽）和 SMART（Specific，Measurable，Attainale，Relevant，Time-bound；具体、可度量、可实现、相关性、有时限）等常规原则外，对评估指标的筛选通常遵循以下原则。

1. 一致性原则

评估指标体系要和评估目标保持一致，评估指标体系为评估目的服务。

2. 重要性原则

上海健康科技创新是在上海现有基础上的进一步突破，是基于上海现有资源、政策环境、人群特征等具有上海特点的发展目标，这也是本研究将重点体现的。本研究的所有备选指标均来自国家、上海市现有的涉及上海健康科技创新的评估指标和政策文件。此外，参与指标咨询和遴选的所有专家均为上海本市或对上海市健康科技创新发展有资深研究经验的管理者和研究人员。

3. 全面性原则

健康科技创新评估不仅仅是对结果的评估，同时要充分考虑影响结果的结构性要素和过程要素，而设计构建全面的指标，需要将三者有机结合。

4. 层次性原则

健康科技创新评估涉及对健康事业和产业的综合评估，涉及医疗服务、医药、医疗器械、医疗保险、医疗旅游等多个领域，是一个设计资源投入、开发和设计、服务提供及创新产品以及目标实现的复杂结构系统，具有较强的系统性、整体性，同时又有一定的层次性和综合性。要准确地反映各方面发展状况和特征，指标体系必须系统完整，主次分明，层次清楚，结构清晰。

5. 可操作性原则

可操作性是指在实际评估中，从评估者的角度获取该指标信息的难易程度和可信程度。指标越容易获得，可信程度越高，指标的可操作性就越强。如果指标数据难以获取，或者获取可靠数据比较困难，或者获取的数据难以保证可靠，或者需要大量人财物力，指标的可操作性就差。健康科技创新评估是一个具有长期性、周期性的过程，指标遴选时，不仅要注意指标含义的清晰度及数据的可得性，尽可能避免产生歧义，而且要避免指标间出现交叉重复。

6. 灵敏性原则

灵敏性是指在实际评估中，指标对纵向和横向变化具有较好的区别能力。纵向变化是指不同时间同一测评主体的差异。横向变化是指同一时间不同测评主体间以及同一测评主体各个方面间的差异。因此，一套好的健康科技创新指标体系能够很好地反映出健康科技创新发展趋势，发现优势和不足，同时该指标体系有利于甄别健康科技创新的主要影响因素。

（三）备选指标来源

备选指标来源主要为以下：

- 上海科技统计年鉴（2017）
- 上海统计年鉴（2017）
- 上海市卫生计生数据（2018）
- "健康上海 2030"规划纲要
- 上海市医学科技创新发展"十三五"规划

- 上海市科技创新"十三五"规划
- 2018 上海科技创新中心指数报告
- 关于推进健康服务业高质量发展加快建设一流医学中心城市的若干意见
- 中国区域科技创新评价报告
- 2018 全球科技创新报告
- 欧盟创新计分板
- OECD 科学、技术与工业记分板
- 2017 年度上海市三甲医院科研竞争力评价研究报告
- 复旦版综合 100 强医院的科研学术排行

二、理论框架

(一)"结构-过程-结果"逻辑框架

20 世纪 60 年代,绩效评估思想开始引入卫生领域,美国学者多那比第安(Avedis Donabedian)于 1966 年首次提出了医疗服务质量的三维内涵:结构-过程-结果(Structure-Process-Outcome)。其中,"结构"指医疗机构中各类资源的配置和投入,如床位数等。"过程"则包括了对医疗机构动态运行的质量和效率评价,如临床路径等。"结果"是指对医疗机构结构与运行最终质量的评价,如患者满意度等。该框架也是卫生领域评价引用率最高的经典之一。本研究基于"结构-过程-结果"逻辑框架,充分考虑指标构建的科学性与可行性,从而构建适合当前形势的科学、有效、客观、全面的评价指标体系,为加快上海市健康科技创新,更好发挥科技创新对健康上海建设的推动作用提供决策依据和关键点。

(二)创新生态系统理论

知识经济和全球化时代,科技创新正成为全球城市的重要标志功能,将"科技创新"定位为城市的核心功能或核心竞争力的主张得到了愈来愈广泛的认同,未来的全球城市必然同时也是具有全球影响力的科技创新中心。积极打造全球科技创新中心,成为越来越多国家和地区提升综合实力和应对新一轮科技革命的重要举措,例如纽约、伦敦、新加坡、东京、首尔等先后提出了建设全球或区域创新中心的目标,并出台了相应的战略规划。

全球科技创新中心这一概念最早于 2000 年由美国《在线》杂志提出,杜德斌（2015）在借鉴相关概念的基础上，将其定义为：科技创新资源密集、科技创新活动集中、科技创新实力雄厚、科技成果辐射范围广大，从而在全球价值链中发挥价值增值功能并占据领导和支配地位的城市或地区。

自1912年经济学家熊彼特提出"创新"这一概念以来，关于创新理论的研究经历了由简单到复杂的演变过程，逐渐形成了线性（技术拉动、市场推动等）和非线性（链联系、集成、系统整合与网络等）两种模式，三螺旋理论和创新生态系统理论都属于非线性创新模式的分支。三螺旋理论一经提出便在美国、日本等发达国家受到重视，并在各类研究中心、孵化器和科技园的规划与实践中彰显出了强劲的生命力。21世纪以来，各国学者纷纷利用创新生态系统概念，探索如何通过营造良好的创新生态来提升区域或国家创新能力，如欧盟于2006年提出"里斯本战略"，构建欧洲创新生态系统。

科技进步推动了复杂性科学的发展，我们需要以全新的视野审视现代经济社会的发展及其对科技创新的支撑。钱学森关于开放的复杂巨系统理论提出，根据组成系统的子系统数量、种类及系统间关联复杂程度，可将系统分为简单系统、简单巨系统和复杂巨系统。复杂巨系统呈现出开放的特征，因此又称为开放的复杂巨系统。开放的复杂巨系统理论强调知识、技术和信息化的作用，强调人的作用，特别强调知识集成、知识管理的作用，也将对知识社会环境下的科技创新体系构建提供重要的指导。

21世纪全球经济和社会发展日益表现出三个重要特征：一是以知识为基础的社会，即知识经济时代的到来；二是全球化的国际环境，即经济全球化；三是可持续发展的增长方式。这种变化和趋势都与科技创新有着直接的关系。科技创新涉及政府、企业、科研院所、高等院校、国际组织、中介服务机构、社会公众等多个主体，包括人才、资金、科技基础、知识产权、制度建设、创新氛围等多个要素，是各创新主体、创新要素复杂交互作用下一种复杂涌现的现象，是一类开放的复杂巨系统。创新是一个价值实现的漫长过程，技术进步要对经济发展产生作用，必须采取产品的形式。技术创新通过产品形式服务应用实现价值，因此技术创新也被称为技术进步与应用创新双螺旋作用的产物。进一步从这个技术创新双螺旋出发，拓宽视野，技术创新的力量来自科学研究与知识创新，来自专家和人民群众的广泛参与。科技创新正是科学研究、技术进步与应用创新协同演进下的一种复杂涌现，是这个三螺旋结构共同演进的产物。

　　知识社会环境下,社会形态越来越呈现出复杂多变的流体特性,传统的社会组织及其活动边界正在消融。信息通信技术发展引领的管理创新,也同时成为信息时代和知识社会科技创新的主题,开放的复杂巨系统及其综合集成方法也正是由这个时代所催生,反过来又作用于我们这个时代的经济社会发展,指导科技创新体系的建设。随着社会形态的演化,传统意义的实验室的边界以及创新活动的边界也随之消融,创新正在由生产范式向服务范式改变,以生产为中心的创新模式正在向以人为本的创新模式转变。创新也不再是少数人的专利,而应成为民主的参与。开放的复杂巨系统视野下的科技创新,高度重视人的作用,而技术的融合与发展以及科技创新的发展为大众创新、开放创新、共同创新以及科技创新体系的构建提供了新的机遇。应对知识社会的机遇与挑战,不少国家和地区都在对以人为本的创新 2.0 模式进行探索,欧盟正在迅速发展的 Living Lab、美国麻省理工学院的 Fab Lab 以及我国北京正在实践探索的 AIP 应用创新园区就是很好的面向知识社会的下一代创新模式的代表。

　　一般认为,科技创新体系源于对技术创新、制度创新和国家创新体系的研究。目前科技创新体系的研究主要从国家、区域、产业、企业四个层面,从各创新主体、创新要素的相互关系和作用方面开展研究。我国的技术创新政策偏重于干预技术创新的供给和环境,而对于技术创新的需求重视不够。关于科技创新体系的研究则主要基于高新技术发展方面,而忽视了经济中传统产业以及服务业的研究。在社会发展与科技创新由生产范式向服务范式转变,创新形态发生改变,现代服务业日益成为现代知识社会重要产业的背景下,我们有必要站在客户需求、行业发展的角度,来研究知识和社会环境下的科技创新体系建构。

三、研究方法

(一)文献综述和政策梳理

　　运用健康/医学/卫生、科技创新、科技投入等关键词检索 Pubmed、中国知网(CNKI)、万方、维普等主要中英文数据库,收集和总结有关健康科技创新体系和评估指标的论文和专著,通过检索国内外政府网站等信息平台,收集健康科技创新体系和评估指标等相关资料,了解国内外健康科技创新体系要素和内涵,以及评估内涵、内容和应用等,提出上海市健康科技创新体系和评估指标体系。

（二）头脑风暴法

课题组成员来自健康科技创新发展部和医学情报研究部。第一次讨论主题（2018 年 6 月 29 日）为健康科技创新体系主体和核心要素，以及评价指标体系一级指标。第二次讨论主题（2018 年 7 月 12 日）为健康科技创新评价指标体系二级指标、三级指标。

（三）专家咨询法（包括德尔菲法）

以课题组提出的健康科技创新体系及头脑风暴法初步形成的评价指标体系为基础，编制结构性调查问卷，征询上海市范围内健康科技创新方面的研究专家，依据评价理论和内容，制定访谈提纲，了解现有评价指标体系的可行性和不足。专家访谈在 2018 年 8—9 月进行，共访谈了 4 位专家。根据专家访谈结果和专家补充材料，编制出初始问卷，并设计出函询问卷，开展德尔菲专家咨询，共两轮。根据健康科技创新体系的主体，专家选择原则为在官、产、医、学、研、用等领域上长期从事相关工作，同时对健康科技创新工作有一定的理论理解和/或研究经验的知名专家。通过邮件向目标专家介绍课题背景、函询内容和目的，获得专家同意后，通过邮件/微信向专家发送第一轮函询问卷，并在规定反馈时间（一般为一周）前一天提醒。两轮德尔菲专家咨询于 2018 年 9—11 月进行，第一轮共咨询专家 15 人，第二轮共咨询专家 11 人。

德尔菲法用于评价指标体系指标的选取和评分。由于本次研究主要是基于现有资料和报告中的指标和数据构建评价指标体系，因此在指标咨询表中明确列出所选指标的来源，并从指标的重要性、可获得性和灵敏性方面进行评价，但指标的可获得性评分将不作为指标遴选的主要依据。在第一轮德尔菲函询时向专家提供咨询问题一览表、说明信、相关的背景资料以及初步选定的指标框架。第二轮德尔菲函询时，向专家提供上一轮专家咨询的统计结果，并发放调整后的指标体系。

（四）层次分析法

层次分析法由美国运筹学家于 20 世纪 70 年代提出，基本思想是将复杂的问题分解成各个组成因素，并将这些因素按照支配关系分组，形成有序的递阶层次结构，通过两两比较判断的方式确定层次中诸因素的相对重要性，并将判断结果表达和处理，实现决策方案对目标相对重要性的排序，是一种简便、灵活而又实用的多准则决策方法，是一种对一些较为复杂、较为模糊的问题做出决策的简易方法,特别适用于难于完全定量分析的问题。

运用层次分析法判定指标体系权重的思路如下:

1. 构造判断矩阵

层次结构反映因素之间的关系,但准则层中的各准则在目标衡量中所占的比重在不同决策者的心目中并不一定相同。当涉及某些问题时,一些元素对于每一个人来说可能会有不同的观念,因此对于这样的元素来说,不容易得出准确的评价结果,甚至可能自相矛盾。表 5.1 体现了 9 个重要性等级及其赋值。

表5.1　9个重要性等级及其赋值

标　度	含　义
1	C_i 元素和 C_j 元素的影响相同
3	C_i 元素比 C_j 元素的影响稍强
5	C_i 元素比 C_j 元素的影响强
7	C_i 元素比 C_j 元素的影响明显地强
9	C_i 元素比 C_j 元素的影响绝对地强
2, 4, 6, 8	C_i 元素比 C_j 元素的影响之比在上述两个相邻等级之间
1, 1/2, …, 1/9	C_i 元素比 C_j 元素的影响之比为上面 a_{ij} 的互反数

研究表明,当两两比较的因素过多时,人的判断会受到很大影响,普遍来说在 7±2 范围内比较合适。如以 9 个为限,用 1—9 尺度表示它们之间的差别正合适。并且在比较时,做 n(n-1)/2 次两两判断是有必要的,这样可以提供更多的信息,也可以通过各种不同方面的反复比较,得出一个比较合理的排序。

2. 层次单排序及一致性检验

层次单排序就是指根据所得的判断矩阵,计算对于上一层次中某个因素而言本层次中与之有联系的因素的重要性次序的权值,这个过程就称为层次单排序。这一过程主要是为了计算出每一个判断矩阵的特征值及特征向量,要计算出这两个值,就要利用公式 $AW = \lambda_{max} W$。其中 A 为判断矩阵,λ_{max} 为判断矩阵的最大特征值,W 就是相应的特征向量,组成特征向量的每一个元素 W_i 即为所要求的层次单排序的权重值。

求判断矩阵的特征向量 W 和最大特征值 λ_{max} 可以使用和法、正规化求和

法和根法进行计算,这里采用正规化求和法进行计算,其计算步骤如下:

（1）首先对判断矩阵的每一列进行归一化,即:

$$b_{ij} = \frac{a_{ij}}{\sum_{i=1}^{n} a_{ij}} (i, j = 1, 2, 3, \cdots, n) \tag{1}$$

归一化后,每一列元素之和都是 1。

（2）各列归一化后的判断矩阵按行相加,即

$$V_i = \sum_{j=1}^{n} b_{ij} (i, j = 1, 2, 3, \cdots, n) \tag{2}$$

（3）再对向量 $\boldsymbol{V} = [V_1, V_2, \cdots, V_n]^{\mathrm{T}}$ 进行归一化:

$$W_i = \frac{v_i}{\sum_{i=1}^{n} v_i} (i = 1, 2, 3, \cdots, n) \tag{3}$$

这样得到的向量 $[w_1, w_2, \cdots, w_n]^{\mathrm{T}}$ 即为权重向量。

（4）最后计算判断矩阵的最大特征根 $\lambda_{\max}$:

$$\lambda_{\max} = \sum_{i=1}^{n} \frac{(AW)_i}{n W_i} (i, j = 1, 2, 3, \cdots, n) \tag{4}$$

上式中 $(AW)_i$ 表示 AW 的第 i 个元素,n 为阶数。由于专家对因素进行两两比较时有可能会出现自相矛盾的现象,因此在进行层次单排序时为了避免出现这种现象,必须检验一致性[6]。检验的步骤如下:

（1）计算一致性指标 CI:

$$CI = \frac{\lambda_{\max} - n}{n - 1} (n \text{ 为判断矩阵的阶数}) \tag{5}$$

一致性指标 CI 是衡量判断矩阵 $\boldsymbol{A}$ 对其主特征向量 $\boldsymbol{W}$ 中原构成的矩阵偏离程度的一个尺度。

（2）定义随机一致性指标均值 RI:

对 $n = 3 \sim 10$,经过计算,可以分别得出它们的 RI,考虑到 1,2 阶判断矩阵总有完全一致性,其 RI 的数值自然为 0。由此,1～10 阶的判断矩阵的 RI 如表 5.2 所示:

表 5.2　矩阵阶数为 1~9 的 *RI* 取值

阶数	1	2	3	4	5	6	7	8	9
RI	0.00	0.00	0.58	0.90	1.12	1.24	1.32	1.41	1.45

表中 $n=1,2$ 时 $RI=0$，是因为 1，2 阶的正互反矩阵总是一致阵。

（3）计算一致性比率 CR：

$$CR = \frac{CI}{RI} \tag{6}$$

对于 $n>3$ 的判断矩阵 $\boldsymbol{A}$，将计算得到的 CI 与同阶（指 n 相同）的 RI 相比，两个的比值即为 CR，当比值小于或者等于 0.1（即 $CR<0.10$）时认为 $\boldsymbol{A}$ 的不一致程度在容许范围之内，则表示通过检验；当比值大于 0.1 时，则判断矩阵没有通过一致性检验，就需要对判断矩阵作适当的修正并继续检验直至通过。

3. 判别矩阵构建及权重的求解

根据指标体系，利用上述标度法，通过专家咨询法问卷调查，选取本领域多位专家，分别对指标的重要程度进行打分，然后对打分结果再进行内部讨论和归纳，得到两两判断矩阵如表 5.3 所示：

表 5.3　判断矩阵

	科创投入	科创过程	科创产出
科创投入	1	2	1/2
科创过程	1/2	1	1/4
科创产出	2	4	1

用 MATLAB 软件计算判断矩阵 $\boldsymbol{S}$ 的最大特征根得 $\lambda_{max}=3.0000$。为进行判断矩阵的一致性检验，需计算一致性指标：

$$CI = \frac{\lambda_{max}-n}{n-1} = \frac{3.0000-3}{3-1} = 0$$

平均随机一致性指标 $RI=0.58$。随机一致性比率：

$$CR = \frac{CI}{RI} = \frac{0}{0.58} = 0 < 0.10$$

因此认为层次分析的结果有满意的一致性，即权系数的分配是非常合理的。运用 MATLAB 软件计算出指标的权重（见表 5.4）。

表 5.4　指标的权重

指　标　层	权　　重
科创投入	0.285 7
科创活动	0.142 9
科创产出	0.571 4

我们采用层次分析的方法求出各项指标权重。构造判断矩阵 $S = (u_{ij})_{p \times p}$，如表 5.5 所示：

表 5.5　判断矩阵

	人力资源	经费投入	基地平台	科技计划	学科建设	产权性产出和奖项	社会效益
人力资源	1	2	3	5	4	2	5
经费投入	1/2	1	2	2	2	1	2
基地平台	1/3	1/2	1	2	1	1/2	2
科技计划	1/5	1/2	1/2	1	1	1/3	1
学科建设	1/4	1/2	1	1	1	1/2	1
产权性产出和奖项	1/2	1	2	3	2	1	2
社会效益	1/5	1/2	1/2	1	1	1/2	1

用 MATLAB 软件计算判断矩阵 S 的最大特征根得 $\lambda_{max} = 7.073\ 6$。为进行判断矩阵的一致性检验，需计算一致性指标：

$$CI = \frac{\lambda_{max} - n}{n - 1} = \frac{7.073\ 6 - 7}{7 - 1} = 0.012\ 3$$

平均随机一致性指标 $RI = 1.32$。随机一致性比率：

$$CR = \frac{CI}{RI} = \frac{0.012\ 3}{1.32} = 0.009\ 3 < 0.10$$

因此认为层次分析的结果有满意的一致性，即权系数的分配是非常合理的。运用 MATLAB 软件计算出指标的权重（见表 5.6）。

表5.6 指标的权重

指 标 层	权 重
人力资源	0.333 4
经费投入	0.164 2
基地平台	0.105 9
科技计划	0.068 2
学科建设	0.082 1
产权性产出和奖项	0.173 9
社会效益	0.072 3

我们采用层次分析的方法求出各项指标权重。构造判断矩阵 $S = (u_{ij})_{p \times p}$，如表5.7所示：

表5.7 判断矩阵

	健康领域两院院士数（人）	健康领域普通高校从事科技活动人员（人）	健康领域普通高校从事科技活动人员中高级职称所占比重（%）	健康领域规模以上工业企业从事科技活动人员（人）	健康领域规模以上工业企业研究与试验发展（研发）人员所占比重（%）
健康领域两院院士数（人）	1	7	4	6	4
健康领域普通高校从事科技活动人员（人）	1/7	1	1/2	1	1/2
健康领域普通高校从事科技活动人员中高级职称所占比重（%）	1/4	2	1	2	1
健康领域规模以上工业企业从事科技活动人员（人）	1/6	1	1/2	1	1
健康领域规模以上工业企业研究与试验发展（研发）人员所占比重（%）	1/4	2	1	1	1

用 MATLAB 软件计算判断矩阵 S 的最大特征根得 $\lambda_{max} = 5.051\,3$。为进

行判断矩阵的一致性检验，需计算一致性指标：

$$CI = \frac{\lambda_{\max} - n}{n-1} = \frac{5.051\,3 - 5}{5 - 1} = 0.012\,8$$

平均随机一致性指标 $RI = 1.12$。随机一致性比率：

$$CR = \frac{CI}{RI} = \frac{0.012\,8}{1.12} = 0.011\,4 < 0.10$$

因此认为层次分析的结果有满意的一致性，即权系数的分配是非常合理的。运用 MATLAB 软件计算出指标的权重（见表 5.8）。

表 5.8　指标的权重

指　标　层	权　　重
健康领域两院院士数（人）	0.548 5
健康领域科研单位和高校从事科技活动人员（人）	0.077 0
健康领域科研单位和高校从事科技活动人员中高级职称所占比重（%）	0.150 1
健康领域规模以上工业企业从事科技活动人员（人）	0.092 6
健康领域规模以上工业企业研究与试验发展（研发）人员所占比重（%）	0.131 8

我们采用层次分析的方法求出各项指标权重。构造判断矩阵 $S = (u_{ij})_{p \times p}$，如表 5.9 所示：

用 MATLAB 软件计算判断矩阵 S 的最大特征根得 $\lambda_{\max} = 8.403\,8$。为进行判断矩阵的一致性检验，需计算一致性指标：

$$CI = \frac{\lambda_{\max} - n}{n-1} = \frac{8.403\,8 - 8}{8 - 1} = 0.057\,7$$

平均随机一致性指标 $RI = 1.41$。随机一致性比率：

$$CR = \frac{CI}{RI} = \frac{0.057\,7}{1.41} = 0.040\,9 < 0.10$$

因此认为层次分析的结果有满意的一致性，即权系数的分配是非常合理的。运用 MATLAB 软件计算出指标的权重（见表 5.10）。

表 5.9 判断矩阵

	健康领域研发经费支出（千万）	健康领域研发经费支出占GDP比重（%）	基础研究占研发经费支出比重（%）	健康领域研究与技术开发机构科技活动经费内部支出（千万）	健康领域规模以上工业企业研发经费占主营业务收入比（%）	健康领域企业研究开发费用加计扣除减免税（千万）	健康领域高新技术企业减免税（千万）	健康领域天使轮投资总额（千万）
健康领域研发经费支出（千万）	1	1	2	5	3	6	7	7
健康领域研发经费支出占GDP比重（%）	1	1	2	5	3	6	7	7
基础研究占研发经费支出比重（%）	1/2	1/2	1	4	2	3	3	3
健康领域研究与技术开发机构科技活动经费内部支出（千万）	1/5	1/5	1/4	1	1/2	1	1	1
健康领域规模以上工业企业研发经费占主营业务收入比（%）	1/3	1/3	1/2	2	1	1/2	1/2	1/2
健康领域企业研究开发费用加计扣除减免税（千万）	1/6	1/6	1/3	1	2	1	1	1
健康领域高新技术企业减免税（千万）	1/7	1/7	1/3	1	2	1	1	1
健康领域天使轮投资总额（千万）	1/7	1/7	1/3	1	2	1	1	1

表 5.10　指标的权重

指　标　层	权　重
健康领域研发经费支出（千万）	0.266 6
健康领域研发经费支出占 GDP 比重（%）	0.266 6
基础研究占研发经费支出比重（%）	0.138 5
健康领域研究与技术开发机构科技活动经费内部支出（千万）	0.046 7
健康领域规模以上工业企业研发经费占主营业务收入比（%）	0.057 9
健康领域企业研究开发费用加计扣除减免税（千万）	0.072 3
健康领域高新技术企业减免税（千万）	0.051 4
健康领域天使轮投资总额（千万）	0.050 1

我们采用层次分析的方法求出各项指标权重。构造判断矩阵 $S = (u_{ij})_{p \times p}$，如表 5.11 所示：

表 5.11　判断矩阵

	健康领域国家重点实验室（个）	健康领域国家临床医学研究中心（个）	健康领域国家工程技术研究中心（个）	健康领域研究与技术开发机构数（个）	健康领域国家企业技术中心（个）	健康领域国家级科技企业孵化器（个）	健康领域国家高新技术企业（个）	健康领域外资研发中心（个）
健康领域国家重点实验室（个）	1	1/2	1	5	3	4	2	6
健康领域国家临床医学研究中心（个）	2	1	2	9	6	8	4	9
健康领域国家工程技术研究中心（个）	1	1/2	1	5	3	4	2	6
健康领域研究与技术开发机构数（个）	1/5	1/9	1/5	1	1/2	1	1/3	1
健康领域国家企业技术中心（个）	1/3	1/6	1/3	2	1	1	1/2	2
健康领域国家级科技企业孵化器（个）	1/4	1/8	1/4	1	1	1	1/2	2

（续表）

	健康领域国家重点实验室(个)	健康领域国家临床医学研究中心(个)	健康领域国家工程技术研究中心(个)	健康领域研究与技术开发机构数(个)	健康领域国家企业技术中心(个)	健康领域国家级科技企业孵化器(个)	健康领域国家高新技术企业(个)	健康领域外资研发中心(个)
健康领域国家高新技术企业(个)	1/2	1/4	1/2	3	2	2	1	3
健康领域外资研发中心(个)	1/6	1/9	1/6	1	1/2	1/2	1/3	1
创新人才培养示范基地	1/6	1/9	1/6	1	1/2	1/2	1/3	1

用 MATLAB 软件计算判断矩阵 S 的最大特征根得 $\lambda_{\max} = 9.058\,9$。为进行判断矩阵的一致性检验,需计算一致性指标:

$$CI = \frac{\lambda_{\max} - n}{n - 1} = \frac{9.058\,9 - 9}{9 - 1} = 0.007\,4$$

平均随机一致性指标 $RI = 1.45$。随机一致性比率:

$$CR = \frac{CI}{RI} = \frac{0.007\,4}{1.45} = 0.005\,1 < 0.10$$

因此认为层次分析的结果有满意的一致性,即权系数的分配是非常合理的。运用 MATLAB 软件计算出指标的权重(见表 5.12)。

表 5.12　指标的权重

指 标 层	权 重
健康领域国家重点实验室(个)	0.181 1
健康领域国家临床医学研究中心(个)	0.337 8
健康领域国家工程技术研究中心(个)	0.181 1
健康领域研究与技术开发机构数(个)	0.035 0
健康领域国家企业技术中心(个)	0.058 1
健康领域国家级科技企业孵化器(个)	0.049 3
健康领域国家高新技术企业(个)	0.095 7
健康领域外资研发中心(个)	0.031 0
创新人才培养示范基地	0.031 0

我们采用层次分析的方法求出各项指标权重。构造判断矩阵 $S = (u_{ij})_{p \times p}$，如表 5.13 所示：

表 5.13　判断矩阵

	健康领域国家自然科学基金项目金额（千万）	健康领域国家科技重大专项项目金额（千万）	健康领域国家重点研发计划项目金额（千万）	健康领域规模以上工业企业科技项目数（项）	健康领域国家级人才计划（人）	健康领域上海领军人才计划（人）	健康领域上海市海外高层次人才数（人）
健康领域国家自然科学基金项目金额（千万）	1	1	3	5	3	5	5
健康领域国家科技重大专项项目金额（千万）	1	1	3	5	3	5	5
健康领域国家重点研发计划项目金额（千万）	1/3	1/3	1	3	1	3	3
健康领域规模以上工业企业科技项目数（项）	1/5	1/5	1/3	1	1/2	1	1
健康领域国家级人才计划（人）	1/3	1/3	1	2	1	3	2
健康领域上海领军人才计划（人）	1/5	1/5	1/3	1	1/3	1	1
健康领域上海市海外高层次人才数（人）	1/5	1/5	1/3	1	1/2	1	1

用 MATLAB 软件计算判断矩阵 S 的最大特征根得 $\lambda_{max} = 7.0729$。为进行判断矩阵的一致性检验，需计算一致性指标：

$$CI = \frac{\lambda_{max} - n}{n - 1} = \frac{7.0729 - 7}{7 - 1} = 0.0122$$

平均随机一致性指标 $RI=1.32$。随机一致性比率：

$$CR=\frac{CI}{RI}=\frac{0.012\,2}{1.32}=0.009\,2<0.10$$

因此认为层次分析的结果有满意的一致性，即权系数的分配是非常合理的。运用 MATLAB 软件计算出指标的权重（见表 5.14）。

表 5.14　指标的权重

指　标　层	权　　重
健康领域国家自然科学基金项目金额（千万）	0.299 4
健康领域国家科技重大专项项目金额（千万）	0.299 4
健康领域国家重点研发计划项目金额（千万）	0.129 5
健康领域规模以上工业企业科技项目数（项）	0.053 4
健康领域国家级人才计划（人）	0.114 4
健康领域上海领军人才计划（人）	0.050 7
健康领域上海市海外高层次人才数（人）	0.053 4

我们采用层次分析的方法求出各项指标权重。构造判断矩阵 $S=(u_{ij})_{p\times p}$，如表 5.15 所示：

表 5.15　判断矩阵

	健康重点领域创新团队数（个）	健康领域国家重点学科（个）	国家中医药重点学科（个）	国家中医药重点专科（个）	上海市临床重点学科（个）	重中之重重点学科立项数（个）	上海市临床重点专科（个）	高峰高原重点学科数（个）
健康重点领域创新团队数（个）	1	1/7	1/6	1/4	1/4	1/5	1/4	1/2
健康领域国家重点学科（个）	7	1	1	2	2	1	2	3
国家中医药重点学科（个）	6	1	1	2	2	1	2	2
国家中医药重点专科（个）	4	1/2	1/2	1	1	1	1	2
上海市临床重点学科（个）	4	1/2	1/2	1	1	1	1	2
重中之重重点学科立项数（个）	5	1	1	1	1	1	1	3

（续表）

	健康重点领域创新团队数(个)	健康领域国家重点学科(个)	国家中医药重点学科(个)	国家中医药重点专科(个)	上海市临床重点学科(个)	重中之重重点学科立项数(个)	上海市临床重点专科(个)	高峰高原重点学科数(个)
上海市临床重点专科(个)	4	1/2	1/2	1	1	1	1	2
高峰高原重点学科数(个)	2	1/3	1/2	1/2	1/2	1/3	1/2	1

用 MATLAB 软件计算判断矩阵 S 的最大特征根得 $\lambda_{\max}=8.0985$。为进行判断矩阵的一致性检验，需计算一致性指标：

$$CI=\frac{\lambda_{\max}-n}{n-1}=\frac{8.0985-8}{8-1}=0.0141$$

平均随机一致性指标 $RI=1.41$。随机一致性比率：

$$CR=\frac{CI}{RI}=\frac{0.0141}{1.41}=0.0100<0.10$$

因此认为层次分析的结果有满意的一致性，即权系数的分配是非常合理的。运用 MATLAB 软件计算出指标的权重（见表 5.16）。

表 5.16　指标的权重

指　标　层	权　重
健康重点领域创新团队数(个)	0.0300
健康领域国家重点学科(个)	0.2051
国家中医药重点学科(个)	0.1935
国家中医药重点专科(个)	0.1178
上海市临床重点学科(个)	0.1178
重中之重重点学科立项数(个)	0.1540
上海市临床重点专科(个)	0.1178
高峰高原重点学科数(个)	0.0638

我们采用层次分析的方法求出各项指标权重。构造判断矩阵 $S=(u_{ij})_{p\times p}$，如表 5.17 所示：

表 5.17　判断矩阵

	健康领域国际科技论文收录数(篇)	健康领域专利拥有总量(个)	健康领域每万人口专利拥有量(个)	健康领域发明专利拥有量(个)	健康领域每万人口发明专利拥有量(个)	健康领域国家级科技成果奖励数占全国比重(%)	总局批准上市药品数(项)	总局批准注册医疗器械产品(项)	诊疗规范、技术标准、临床路径和防控策略新增数(个)
健康领域国际科技论文收录数(篇)	1	1/2	2	1/3	2	1/3	2	2	4
健康领域专利拥有总量(个)	2	1	2	1	2	1	2	2	8
健康领域每万人口专利拥有量(个)	1/2	1/2	1	1/6	1	1/6	1	1	2
健康领域发明专利拥有量(个)	3	1	6	1	6	1	6	6	9
健康领域每万人口发明专利拥有量(个)	1/2	1/2	1	1/6	1	1/6	1	1	2
健康领域国家级科技成果奖励数占全国比重(%)	3	1	6	1	6	1	6	6	9
总局批准上市药品数(项)	1/2	1/2	1	1/6	1	1/6	1	1	2
总局批准注册医疗器械产品(项)	1/2	1/2	1	1/6	1	1/6	1	1	2
诊疗规范、技术标准、临床路径和防控策略新增数(个)	1/4	1/8	1/2	1/9	1/2	1/9	1/2	1/2	1

用 MATLAB 软件计算判断矩阵 S 的最大特征根得 $\lambda_{max} = 9.1877$。为进行判断矩阵的一致性检验,需计算一致性指标:

$$CI = \frac{\lambda_{max} - n}{n - 1} = \frac{9.1877 - 9}{9 - 1} = 0.0235$$

平均随机一致性指标 $RI = 1.45$。随机一致性比率：

$$CR = \frac{CI}{RI} = \frac{0.023\,5}{1.45} = 0.016\,2 < 0.10$$

因此认为层次分析的结果有满意的一致性，即权系数的分配是非常合理的。运用 MATLAB 软件计算出指标的权重（见表 5.18）。

表 5.18　指标的权重

指　标　层	权　　重
健康领域国际科技论文收录数（篇）	0.092 4
健康领域专利拥有总量（个）	0.159 7
健康领域每万人口专利拥有量（个）	0.050 6
健康领域发明专利拥有量（个）	0.260 5
健康领域每万人口发明专利拥有量（个）	0.050 6
健康领域国家级科技成果奖励数占全国比重（%）	0.260 5
总局批准上市药品数（项）	0.050 6
总局批准注册医疗器械产品（项）	0.050 6
诊疗规范、技术标准、临床路径和防控策略新增数（个）	0.024 7

我们采用层次分析的方法求出各项指标权重。构造判断矩阵 $S = (u_{ij})_{p \times p}$，如表 5.19 所示：

用 MATLAB 软件计算判断矩阵 S 的最大特征根得 $\lambda_{\max} = 8.007\,8$。为进行判断矩阵的一致性检验，需计算一致性指标：

$$CI = \frac{\lambda_{\max} - n}{n - 1} = \frac{8.007\,8 - 8}{8 - 1} = 0.001\,1$$

平均随机一致性指标 $RI = 1.41$。随机一致性比率：

$$CR = \frac{CI}{RI} = \frac{0.001\,1}{1.41} = 7.900\,0\mathrm{e} - 04 < 0.10$$

因此认为层次分析的结果有满意的一致性，即权系数的分配是非常合理的。运用 MATLAB 软件计算出指标的权重（见表 5.20）。

表 5.19　判断矩阵

	医药制造业主营业务收入（千万）	健康领域全球研究机构自然指数排行榜排名100的机构自然指数和（1）	健康领域财富500强入围企业数及排名合成指数（1）	健康领域科创板挂牌企业数（个）	健康领域专利所有权转让可收入（千万）	健康服务业增加值占GDP比重（%）	医药工业总产值占工业总产值比重（%）	健康领域输出技术合同成交金额（千万）
医药制造业主营业务收入（千万）	1	1/3	1	4	1	2	2	1
健康领域全球研究机构自然指数排行榜排名100的机构自然指数和（1）	3	1	3	9	3	6	6	3
健康领域财富500强入围企业数及排名合成指数（1）	1	1/3	1	4	1	2	2	1
健康领域专利所有权转让可收入（千万）	1/4	1/9	1/4	1	1/4	1/2	1/2	1/4
健康领域科创板挂牌企业数（个）	1	1/3	1	4	1	2	2	1
健康服务业增加值占GDP比重（%）	1/2	1/6	1/2	2	1/2	1	1	1/2
医药工业总产值占工业总产值比重（%）	1/2	1/6	1/2	2	1/2	1	1	1/2
健康领域输出技术合同成交金额（千万）	1	1/3	1	4	1	2	2	1

表 5.20　指标的权重

指 标 层	权 重
医药制造业主营业务收入(千万)	0.122 5
健康领域全球研究机构自然指数排行榜排名 100 的机构自然指数和(1)	0.355 6
健康领域财富 500 强入围企业数及排名合成指数(1)	0.122 5
健康领域科创板挂牌企业数(个)	0.031 9
健康领域专利所有权转让及许可收入(千万)	0.122 5
健康服务业增加值占 GDP 比重(%)	0.061 3
医药工业总产值占工业总产值比重(%)	0.061 3
健康领域输出技术合同成交金额(千万)	0.122 5

（五）数据分析

每一轮德尔菲法函询表收回后，都分析了专家的基本情况、专家的积极系数、专家权威程度、专家意见协调程度、指标体系评分结果。

专家积极系数由专家参与情况决定，一般用"实际反馈专家/受邀专家总人数×100%"来表示，一般认为当积极系数大于等于 0.75 时，说明专家对本研究有着较高的积极性。

专家权威程度一般由两个因素决定：一是专家判断系数，即专家对方案作出判断的依据，用 Ca 表示；另一个是专家熟悉系数，即专家对问题的熟悉程度，用 Cs 表示。专家的权威系数 $Cr = (Ca + Cs)/2$。Cr 值在 0~1 之间，值越大，说明专家权威程度越高[1]。专家的权威程度以自我评价为主，判断依据和熟悉程度赋值见表 5.21 和表 5.22，反馈调查表的数据，运用 Excel 进行数据录入和分析。根据研究，一般认为 $Cr \geqslant 0.70$ 是一项比较好的德尔菲专家咨询[2]，专家的权威程度较高。

表 5.21　指标判断依据及其影响程度

判断依据	对专家判断的影响程度(Ca)
实践经验	0.5
理论分析	0.3

① 曾光. 现代流行病学方法与应用[M]. 北京医科大学、中国协和医科大学联合出版社,1994.
② 战旗,魏水易,顾文华. 德尔菲法在药学工作中的应用[J]. 药学实践杂志,2002,20(2)：122－124.

（续表）

判断依据	对专家判断的影响程度（Ca）
参考文献	0.1
同行评议	0.1

表 5.22　专家对指标的熟悉程度系数表

熟悉程度打分	熟悉程度（Cs）
5	1.00
4	0.75
3	0.50
2	0.25
1	0.00

专家意见集中程度用均数和满分比来表示。筛选指标的依据是平均数半数效应和满分频率，即对重要性和灵敏性的均数小于 3.5 的指标予以删除或修改；均数取值越大，则相应指标的重要性和灵敏性越高；满分比值的取值范围为 0～1，满分比值越大，则指标的重要性和灵敏性越高。

专家意见协调程度用协调系数（W）表示。协调系数反映了不同专家意见的一致性，也是咨询结果可信程度的指标。协调系数在 0～1 之间，协调系数越大，表示专家的协调程度越好，反之，意味着专家意见协调程度越低[①]。

四、指标的可行性和科学性

为提升指标的可行性和科学性，本研究在梳理上海健康科技创新体系的要素和主要环节的基础上，结合国内外科技创新发展和评价研究经验、遵循 MECE（相互独立，完全穷尽），SMART（具体、可度量、可实现、相关性、有时限）等原则，探索构建科学、可行、全面的健康科技创新能力评价指标体系。详细过程如下：

根据上海健康科技创新相关政策实施的背景、内容、预期目的等，概括并具体化实施该政策预期达到的目标，如：提高上海市科技创新能力建设、改变

[①] 王春枝，斯琴. 德尔菲法中的数据统计处理方法及其应用研究[J]. 内蒙古财经大学学报，2011，09（4）：92-96.

目前科技创新困境、提高居民对科技创新的健康受益等。以这些明确具体的目标为基础，系统搜索该指标体系对社会系统形成影响的各方面，确认指标体系所涉及的一级指标、二级指标（见表 5.23）。

表 5.23　指标体系中的一级指标与二级指标

一级指标	二级指标
科创投入	人力资源
	经费投入
	基地平台
科创活动	科技计划
	学科建设
科创产出	产权性产出和奖项
	社会效益

以所收集的二级指标为基础，运用流行病学、社会医学、社会科学研究方法、统计学等专业及通用理论知识，搜集每个二级指标所包含的具体的可测量的定量指标，作为本研究指标体系的第三级指标，从而形成"上海市健康科技创新能力评价"三级指标体系。同时运用焦点组访谈、意向调查等方法对该政策的回应程度进行定性考察，以定性调查关注点及三级指标体系共同组成"上海市健康科技创新能力评价"的评估指标体系。

五、指标遴选过程

（一）第一轮专家咨询结果

由课题组成员共同讨论，选取 4 名对上海健康科技创新有深入研究的专家作为访谈对象。专家的入选条件是对德尔菲方法和本课题的相关知识有较深刻了解，以确保初始问卷的质量。4 名专家中拥有高级职称者 3 名，中级职称者 1 名，分别来自高校、研究机构和卫生行政部门，能够较全面地对课题组设计出的初始问卷提出修改意见。按照访谈提纲，课题组于 2018 年 7—9 月对 4 名专家进行访谈，收集资料并进行归纳、总结、分析、比较、调整、筛选出上海市健康科技创新综合评价指标，这也是本课题评价指标制定的依据之一。在专家访谈的基础上，课题组认真阅读了专家组补充材料，结合前期文献、公开研究报告和政策回顾，并根据"健康上海 2030"、上海市"十三五"规划等提出的目标要求和重点方向，编制出第一轮初始问卷。

最终形成的初始问卷包括科创投入、科创活动和科创产出 3 项一级指标，将 3 项一级指标细化为 7 项二级指标，分别为人力资源、经费投入、基地平台、科技计划、学科建设、产权性产出和奖项以及社会效益；7 项二级指标又细化为 66 项三级指标。将编制的初始问卷设计成专家函询问卷，其内容包括：①卷首语：主要说明本课题研究的目的、意义及研究方法，以及问卷反馈时间；②专家的基本情况：包括专家的年龄、教育程度、工作单位、专业领域、工作年限和职称；③填表说明：指导专家如何填写问卷；④问卷主体：包括 3 项一级指标、7 项二级指标、66 项三级指标，其中三级指标后加添一项对指标的内容解释和计算公式，要求专家对一、二和三级指标的重要性、可获得性和灵敏性做出选择，同时说明判断依据和对指标的熟悉程度，并可在每一项指标备注或每一类指标后空白处填写意见及其他内容。

（二）第二轮专家咨询结果

1. 专家基本信息

为保证本研究所选择的专家具有代表性和权威性，课题组面向 18 位分别代表健康科技创新实践工作的官、医、学、产、研 5 个参与主体的专家，最终完成第一轮函询的专家为 15 名，回收率为 83.33%，函询专家对本研究有着较高的积极性。咨询专家中年龄在 30～39 岁的 2 名（13%），40～49 岁的 6 名（40%），50～59 岁的 6 名（40%），60 岁以上的 1 名（7%）。教育程度的分布情况为：专科及以下 0 人，本科 2 名（13%），硕士 5 名（33%），博士 8 名（53%）。工作单位的分布情况为：卫生行政部门 3 名（20%），科研院所 3 名（20%），高等院校 5 名（33%），医疗机构 2 名（13%），企业 2 名（13%）。

工作年限在 20～30 年的 8 名（53%），10～19 年的 5 名（33%），10 年以下和 30 年以上的各为 1 名（7%）。职称方面，高级职称 8 人（53%），副高级职称 4 人（27），中级职称 3 人。如表 5.24 和图 5.1 所示。

表 5.24　德尔菲法咨询专家基本情况分析

	项　　目	人数	占比（%）
年龄（岁）	30～39	2	13
	40～49	6	40
	50～59	6	40
	＞60	1	7

上海健康科技创新评价报告（2019）

(续表)

项　目		人数	占比(%)
教育程度	专科及以下	0	0
	本科	2	13
	硕士	5	33
	博士	8	53
工作单位	卫生行政部门	3	20
	科研院所	3	20
	高等院校	5	33
	医疗机构	2	13
	企业	2	13
专业领域	研究与开发	10	67
	成果推广转化	2	13
	标准制度研究制定	2	13
	监督管理	1	7
工作年限(年)	<10	1	7
	10~19	5	33
	20~30	8	53
	>30	1	7
职称	初级职称及以下	0	0
	中级职称	3	20
	副高级职称	4	27
	高级职称	8	53

2. 专家权威系数

专家的权威程度用专家权威系数(Cr)表示,一般由 2 个因素决定,即专家对指标的判断依据(Ca)和专家对指标的熟悉程度(Cs)。本轮 15 位专家的判断依据得分为 0.94,熟悉程度得分为 0.80,根据公式 $Cr=(Ca+Cs)/2$,最终获得本轮函询的 15 位专家权威系数为 0.87,说明本轮研究所选函询的专家权威程度较高。

3. 专家协调系数

协调系数被用来检验专家对指标的评分意见是否一致,取值范围[0, 1],协调系数越大,表示专家的意见协调性越高。本研究中专家对每一级指标的重要性、灵敏性和可获得性评分的协调系数 W 及其显著性检验见表 5.25,W 取值在[0.126, 0.295],除了一级指标重要性评分的协调系数不具有显著性($P=0.086>0.05$),其余评分结果均具有一致性,结果可取。

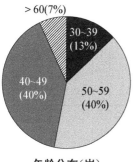

年龄分布(岁)

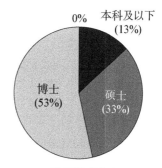

教育程度分布

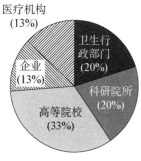

工作单位分布

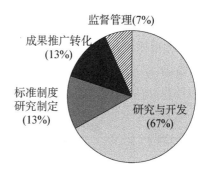

专业领域分布

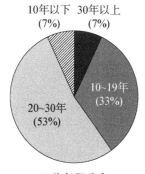

工作年限分布

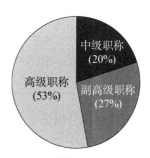

职称分布

图 5.1　专家基本信息

上海健康科技创新评价报告（2019）

表 5.25　专家意见 Kendall 协调系数 *W* 及显著性检验（第二轮结果）

指标分级	重要性				灵敏性				可获得性			
	W	χ^2	$df.$	P	W	χ^2	$df.$	P	W	χ^2	$df.$	P
一级	0.163	4.903	2	0.086	0.287	8.600	2	0.014	0.296	8.895	2	0.012
二级	0.160	14.384	6	0.026	0.295	26.506	6	0.000	0.192	17.302	6	0.008
三级	0.126	100.159	66	0.004	0.254	201.467	66	0.000	0.129	93.297	66	0.015

4. 第二轮专家咨询评分及遴选情况

专家咨询对指标评价分为两个部分，一是依据重要性、可获得性、灵敏性对指标进行定量评分，二是对指标内涵及属性进行定性评价。每个评价指标分值设定为 1—5 分，1 分表示最不好，5 分表示最好。统计各个指标得分，并以均值-标准差作为指标遴选阈值。

（1）二级指标评分统计表

二级指标评分统计结果如表 5.26 所示，二级指标的阈值为 4.4。经过专家打分和计算，指标与阈值差均大于或等于 0，因此，无二级指标需要删除。

表 5.26　二级指标评分统计结果

二级指标	均数	标准差	阈值	指标与阈值差
人力资源	4.7	0.2	4.5	0.1
经费投入	4.6	0.1	4.5	0.1
基地平台	4.5	0.1	4.4	0.0
科技计划	4.5	0.1	4.4	0.0
学科建设	4.6	0.2	4.4	0.0
产权性产出和奖项	4.6	0.1	4.5	0.1
社会效益	4.6	0.2	4.4	0.0
阈值			4.4	

（2）三级指标评分情况

经过专家打分和公式计算，三级指标阈值为 3.7，建议删去 12 个三级指标。这 12 个指标主要集中在健康领域从事科技活动人员、健康领域投资、健康领域各类人才计划、专利情况、健康领域科创板挂牌企业数。

第二轮咨询建议删去的三级指标如下：

● 健康领域研究与技术开发机构课题投入研究人力（人年）

- 健康领域普通高校课题投入研究人力(人年)
- 健康领域规模以上工业企业新产品开发经费占主营业务收入比(%)
- 健康领域规模以上工业企业科技项目经费内部支出(千万)
- 健康领域高新技术企业减免税(千万)
- 健康领域创业投资及私募股权投资(VC/PE)总额(千万)
- 健康领域天使轮投资总额(千万)
- 健康领域上海市火炬计划立项(人)
- 健康领域上海市优秀学科带头人计划(人)
- 健康领域每万人口专利拥有量(个)
- 健康领域每万人口发明专利拥有量(个)
- 健康领域科创板挂牌企业数(个)

三级指标评分统计结果如表 5.27 所示。

表 5.27　三级指标评分统计结果

三级指标	均数	标准差	阈值	指标与阈值差
健康领域两院院士数(人)	4.5	0.6	3.8	0.1
健康领域研究与技术开发机构从事科技活动人员(人)	4.7	0.6	4.1	0.4
健康领域研究与技术开发机构从事科技活动人员中高级职称所占比重(%)	4.4	0.5	3.9	0.2
健康领域普通高校从事科技活动人员(人)	4.5	0.8	3.7	0.0
健康领域普通高校从事科技活动人员中高级职称所占比重(%)	4.5	0.6	3.9	0.2
健康领域规模以上工业企业从事科技活动人员(人)	4.5	0.5	4.0	0.3
健康领域规模以上工业企业研究与试验发展(研发)人员所占比重(%)	4.5	0.8	3.7	0.0
健康领域研究与技术开发机构课题投入研究人力(人年)	4.1	0.8	3.3	-0.4
健康领域普通高校课题投入研究人力(人年)	4.1	0.5	3.6	-0.1
健康领域研发经费支出(千万)	4.6	0.8	3.8	0.1
健康领域研发经费支出占 GDP 比重(%)	4.7	0.6	4.2	0.5
基础研究占研发经费支出比重(%)	4.5	0.6	3.9	0.2
健康领域研究与技术开发机构科技活动经费内部支出(千万)	4.2	0.4	3.8	0.1

（续表）

三级指标	均数	标准差	阈值	指标与阈值差
健康领域规模以上工业企业研发经费占主营业务收入比（％）	4.4	0.5	3.9	0.2
健康领域规模以上工业企业新产品开发经费占主营业务收入比（％）	4.4	0.8	3.6	−0.1
健康领域规模以上工业企业科技项目经费内部支出（千万）	4.2	0.8	3.4	−0.3
健康领域企业研究开发费用加计扣除减免税（千万）	4.1	0.4	3.7	0.0
健康领域高新技术企业减免税（千万）	4.0	0.8	3.2	−0.5
健康领域创业投资及私募股权投资（VC/PE）总额（千万）	4.1	0.7	3.4	−0.3
健康领域天使轮投资总额（千万）	4.1	0.8	3.3	−0.4
健康领域国家重点实验室（个）	4.7	0.4	4.3	0.6
健康领域国家临床医学研究中心（个）	4.7	0.6	4.2	0.5
健康领域国家工程技术研究中心（个）	4.7	0.6	4.1	0.4
健康领域研究与技术开发机构数（个）	4.2	0.4	3.8	0.1
健康领域国家企业技术中心（个）	4.5	0.6	3.9	0.2
健康领域国家级科技企业孵化器（个）	4.4	0.5	3.9	0.2
健康领域国家高新技术企业（个）	4.5	0.6	3.9	0.2
健康领域外资研发中心（个）	4.1	0.3	3.8	0.1
健康领域国家自然科学基金项目金额（千万）	4.5	0.7	3.8	0.1
健康领域国家科技重大专项项目金额（千万）	4.7	0.6	4.1	0.4
健康领域国家重点研发计划项目金额（千万）	4.5	0.5	4.0	0.3
健康领域规模以上工业企业科技项目数（项）	4.5	0.5	4.0	0.3
健康领域国家级人才计划（人）	4.7	0.6	4.1	0.4
健康领域上海领军人才计划（人）	4.3	0.6	3.7	0.0
健康领域上海市青年科技启明星计划（人）	4.3	0.6	3.7	0.0
健康领域上海市火炬计划立项（人）	4.1	0.6	3.5	−0.2
健康领域上海市优秀学科带头人计划（人）	4.1	0.6	3.5	−0.2
健康领域上海市海外高层次人才数（人）	4.3	0.6	3.7	0.0
重中之重临床医学中心立项数（个）	4.4	0.7	3.7	0.0

（续表）

三级指标	均数	标准差	阈值	指标与阈值差
健康领域国家重点学科(个)	4.6	0.7	3.9	0.2
卫健委重点学科(个)	4.5	0.8	3.7	0.0
国家临床重点专科建设项目(个)	4.5	0.8	3.7	0.0
国家中医药重点学科(个)	4.5	0.7	3.8	0.1
国家中医药重点专科(个)	4.3	0.6	3.7	0.0
上海市临床重点学科(个)	4.3	0.5	3.8	0.1
重中之重重点学科立项数(个)	4.5	0.7	3.8	0.1
上海市临床重点专科(个)	4.4	0.6	3.8	0.1
上海市中医药重点学科(个)	4.2	0.5	3.7	0.0
健康领域国际科技论文收录数(篇)	4.3	0.6	3.7	0.0
健康领域国际科技论文影响因子总和	4.3	0.6	3.7	0.0
健康领域 PCT 专利申请量(个)	4.6	0.5	4.1	0.4
健康领域专利拥有总量(个)	4.7	0.5	4.2	0.5
健康领域每万人口专利拥有量(个)	4.1	0.8	3.3	−0.4
健康领域发明专利拥有量(个)	4.7	0.6	4.1	0.4
健康领域每万人口发明专利拥有量(个)	4.2	0.7	3.5	−0.2
健康领域国家级科技成果奖励数占全国比重(%)	4.5	0.7	3.7	0.0
总局批准上市药品数(项)	4.4	0.7	3.7	0.0
总局批准注册医疗器械产品(项)	4.4	0.7	3.7	0.0
医药制造业主营业务收入(千万)	4.4	0.7	3.7	0.0
健康领域全球研究机构自然指数排行榜排名 100 的机构自然指数和(1)	4.5	0.6	3.9	0.2
健康领域财富 500 强入围企业数及排名合成指数(1)	4.5	0.7	3.8	0.1
健康领域私募/风险投资上市企业数(个)	4.3	0.5	3.8	0.1
健康领域科创板挂牌企业数(个)	4.1	0.5	3.6	−0.1
健康领域专利所有权转让及许可收入(千万)	4.7	0.6	4.1	0.4
健康服务业增加值占 GDP 比重(%)	4.4	0.7	3.7	0.0
医药工业总产值占工业总产值比重(%)	4.3	0.5	3.8	0.1
健康领域输出技术合同成交金额(千万)	4.7	0.6	4.1	0.4
阈值			3.7	

（3）二级指标敏感度分析

由前文分析可知，此次访问的专家来自卫生行政部门、科研院所、高等院校、医疗机构、企业。将这五类专家的评分赋予不同权重，观察对指标的删除判断是否存在差异。如表5.28所示，从权重组合一到权重组合四，高等院校专家的意见所占权重逐渐增大。从指标评分结果来看，其结果具有一致性。

表5.28 不同权重下各二级指标与阈值差值

二级指标	权重组合一	权重组合二	权重组合三	权重组合四
人力资源	0.6	0.3	0.3	0.4
经费投入	0.13	0.04	0.05	0.0
基地平台	0.21	0.15	0.12	0.1
科技计划	0.64	0.24	0.12	0.4
学科建设	0.32	0.15	0.11	0.11
产权性产出和奖项	0.64	0.24	0.12	0.1
社会效益	0.50	0.30	0.23	0.2
阈值			3.9	

注：组合一，卫生行政部门：科研院所：高等院校：医疗机构：企业＝1：1：1：1：1
　　组合二，卫生行政部门：科研院所：高等院校：医疗机构：企业＝1：1：2：1：1
　　组合三，卫生行政部门：科研院所：高等院校：医疗机构：企业＝1：1：4：1：1
　　组合四，卫生行政部门：科研院所：高等院校：医疗机构：企业＝1：1：6：1：1

（4）三级指标敏感度分析

同理，对三级指标进行单维敏感度分析，观察专家评分不同权重对指标的删除判断是否存在差异。受报告篇幅限制，表格中只呈现组合一至组合四的4个指标评分中，至少有一个评分为负数的18个指标。

随着高校评分权重的增加，计算后的指标删去与否的结论有一定波动。指标健康领域企业研究开发费用加计扣除减免税（千万）、健康领域外资研发中心（个）、健康领域国际科技论文收录数（篇）、健康领域私募/风险投资上市企业数（个）等指标，指标与阈值差为负，建议剔除。健康领域每万人口专利拥有量（个）等指标建议纳入。

（5）专家定性建议情况

根据专家补充性建议总结，有专家认为对科创投入的评分极低，认为该指标不具有重要性，但课题组结合文献回顾和前期专家咨询意见认为，综合评价指标体系不仅仅是对结果的评价，还需要关注投入和过程要素，一方面考虑健

表5.29　不同权重下各三级指标与阈值差值

三级指标	权重组合一	权重组合二	权重组合三	权重组合四
健康领域研究与技术开发机构课题投入研究人力(人年)	-0.61	-0.30	0.30	-0.30
健康领域普通高校课题投入研究人力(人年)	-0.36	-0.20	0.18	-0.14
健康领域规模以上工业企业科技项目经费内部支出(千万)	-0.31	-0.18	-0.16	-0.11
健康领域企业研究开发费用加计扣除减免税(千万)	-0.12	-0.09	-0.05	0.01
健康领域高新技术企业减免税(千万)	-0.15	-0.11	-0.08	-0.02
健康领域创业投资及私募股权投资(VC/PE)总额(千万)	-0.02	-0.05	-0.01	0.05
健康领域外资研发中心(个)	-0.11	-0.09	-0.06	0.01
健康领域上海市优秀学科带头人计划(人)	-0.25	-0.14	-0.12	-0.07
健康领域国际科技论文收录数(篇)	-0.13	-0.10	-0.06	0.00
健康领域每万人口发明专利拥有量(个)	-0.19	-0.13	-0.10	-0.04
健康领域私募/风险投资上市企业数(个)	-0.02	-0.05	-0.01	0.05
健康领域科创板挂牌企业数(个)	-0.14	-0.13	-0.07	-0.03

康科创中心目标刚刚提出,短期内的结果指标无法全面反映出上海健康科技创新的优势和实力;而投入和过程要素可反映出上海各参与主体对健康科技创新的重视和参与度,间接反映出上海健康科技创新的潜力和效应,另一方面,由于函询专家总人数较少(15人),个别专家的评分对总体评分一致性检验结果影响较大,在第三轮函询中课题组仍然保留了现有一级指标。

　　本研究中,参考相关文献,进一步筛选指标,将指标的筛选标准定为重要性、灵敏性和可获得性小于3.5,变异系数大于25%,满分比小于20%,这类指标可以纳入考虑删除的范围,再结合专家意见和课题组讨论,第二轮专家咨询共删除2个三级指标,新增8个三级指标。对部分指标的名称表述进行修改,并且对内容交叉的指标进行整合归并。根据专家咨询建议,结合各指标的内容和特点,对指标体系进行相应的调整。

　　第二轮咨询指标筛选和新增指标结果如下:

第一，一级指标由"科创活动"改为"科创过程"。

第二，删除"健康领域普通高校课题投入研究人力（人年）""健康领域创业投资及私募股权投资（VC/PE）总额（千万）"两个指标。

第三，增加"健康领域创新人才培养示范基地（个）""重中之重临床医学中心立项金额（千万）""健康重点领域创新团队数（个）""重中之重重点学科立项金额（千万）""上海市高峰高原重点学科数（个）""健康领域专利转化率（%）""诊疗规范、技术标准、临床路径和防控策略新增数（个）"等三级指标。

第二轮专家打分结果如表 5.30 所示。

（三）第三轮专家咨询结果

课题组将调整后的问卷设计成专家函询问卷（第二轮），其内容包括：①卷首语：主要说明本课题研究的目的、意义及研究方法，以及问卷反馈时间；②专家的基本情况：包括专家的年龄、教育程度、工作单位、专业领域、工作年限和职称；③填表说明：指导专家如何填写问卷；④第一轮函询问卷分析结果：包括各级每一条项目的重要性、可操作性和灵敏性评分的均值及标准差，还补充了专家其他意见作为第二轮评分参考。⑤问卷主体：包括 3 项一级指标、7 项二级指标、70 项三级指标，格式与上一轮相同。课题组通过邮件和微信向接受上一轮函询的专家发放了第二轮函询问卷。本轮共发放 15 份问卷，最终有效回收 11 份，回收率为 73.33%。说明函询专家对本研究有着较高的积极性。

1. 专家基本信息

咨询专家中年龄在 30~39 岁的 1 名（9%），40~49 岁的 4 名（36%），50~59 岁的 5 名（45%），60 岁以上的 1 名（9%）。教育程度的分布情况为：专科及以下 0 人，本科 1 名（9%），硕士 4 名（36%），博士 6 名（55%）。工作单位的分布情况为：卫生行政部门 1 名（9%），科研院所 3 名（27%），高等院校 4 名（36%），医疗机构 1 名（9%），企业 2 名（18%）。从事研究与开发 8 人（73%），成果推广转化 2 人（18%），标准制度研究制定 1 人（9%）。

工作年限在 10~19 年的 4 名（36%），20~30 年的 5 名（45%），30 年以上的 2 名（18%）。职称方面，高级职称 5 人（45%），副高级职称 4 人（36%），中级职称 2 人（18%）。如表 5.31 和图 5.2 所示。

表5.30 第二轮专家打分结果整理表

指标内容	重要性			可获得性			灵敏性			满分比		
	均数	标准差	CV(%)	均数	标准差	CV(%)	均数	标准差	CV(%)	重要性	可获得性	灵敏性
一级指标												
科创投入	4.7	0.8	17	4.4	0.7	16	4.2	0.9	21	0.80	0.53	0.47
科创活动	4.4	0.6	14	3.9	0.8	20	3.8	0.6	17	0.47	0.20	0.13
科创产出	4.8	0.4	8	4.7	0.5	10	4.7	0.6	12	0.80	0.67	0.73
二级指标												
人力资源	4.9	0.3	7	4.5	0.7	16	4.5	0.5	11	0.87	0.53	0.40
经费投入	4.7	0.8	17	4.3	0.8	18	4.3	0.9	20	0.80	0.47	0.47
基地平台	4.4	0.6	14	4.6	0.6	13	3.9	0.6	16	0.53	0.67	0.13
科技计划	4.2	0.7	16	4.5	0.6	14	3.9	0.6	16	0.27	0.53	0.13
学科建设	4.6	0.6	13	4.5	0.6	14	3.9	0.6	14	0.67	0.60	0.13
产权性产出和奖项	4.5	0.7	16	4.6	0.5	11	4.3	0.8	19	0.67	0.53	0.47
社会效益	4.7	0.6	13	3.5	0.9	25	3.9	0.8	20	0.73	0.13	0.27
三级指标												
健康领域两院院士数(人)	4.5	0.6	14	4.9	0.3	7	3.7	0.7	19	0.47	0.87	0.07
健康领域研究与技术开发机构从事科技活动人员(人)	4.7	0.6	13	4.5	0.7	16	3.9	1.0	26	0.67	0.67	0.33
健康领域研究与技术开发机构从事科技活动人员中高级职称所占比重(%)	4.3	0.7	16	4.6	0.7	15	3.6	0.7	19	0.40	0.67	0.07

（续表）

指标内容	重要性			可获得性			灵敏性			满分比		
	均数	标准差	CV(%)	均数	标准差	CV(%)	均数	标准差	CV(%)	重要性	可获得性	灵敏性
健康领域普通高校从事科技活动人员（人）	4.0	0.9	22	4.2	0.9	22	3.5	0.7	20	0.33	0.47	0.07
健康领域普通高校从事科技活动人员中高级职称所占比重（%）	4.1	0.9	21	4.3	0.8	18	3.6	0.8	22	0.40	0.40	0.07
健康领域规模以上工业企业从事科技活动人员（人）	4.5	0.9	20	4.2	0.8	20	4.0	0.9	22	0.60	0.40	0.27
健康领域规模以上工业企业研究与试验发展（研发）人员所占比重（%）	4.5	0.8	18	4.2	0.8	20	4.1	0.8	19	0.60	0.40	0.33
健康领域研究与技术开发机构课题投入研究人力（人年）	4.1	0.9	21	4.0	1.0	24	3.7	0.7	19	0.40	0.47	0.13
健康领域普通高校课题投入研究人力（人年）	4.1	0.9	23	3.8	1.0	28	3.5	0.7	20	0.40	0.27	0.27
健康领域研发经费支出（千万）	4.7	0.8	16	3.8	1.2	31	4.3	0.8	20	0.87	0.33	0.40
健康领域规模以上工业企业研发经费支出占GDP比例（%）	4.7	0.6	12	3.9	1.2	30	4.4	0.8	18	0.80	0.33	0.47
基础研究占研发经费支出比重（%）	4.5	0.6	14	3.4	1.1	32	4.0	0.7	18	0.60	0.20	0.20
健康领域研究与技术开发机构经费内部支出（千万）	4.3	0.8	18	4.2	0.5	13	3.9	0.7	18	0.47	0.27	0.20
健康领域规模以上工业企业研发经费占主营业务收入比（%）	4.7	0.5	10	4.1	0.6	15	4.5	0.7	16	0.67	0.27	0.53

（续表）

指标内容	重要性			可获得性			灵敏性			满分比		
	均数	标准差	CV(%)	均数	标准差	CV(%)	均数	标准差	CV(%)	重要性	可获得性	灵敏性
健康领域规模以上工业企业新产品开发经费占主营业务收入比(%)	4.4	0.6	14	3.8	0.7	17	4.1	0.8	19	0.47	0.13	0.33
健康领域规模以上工业企业科技项目经费内部支出(千万)	4.2	0.9	20	3.8	0.8	20	3.9	0.7	17	0.40	0.20	0.20
健康领域企业研究开发费用加计扣除减免税(千万)	4.1	1.0	23	4.1	0.8	19	4.0	1.0	24	0.40	0.40	0.27
健康领域高新技术业企业减免税(千万)	4.0	0.8	20	4.3	0.8	18	3.7	1.0	26	0.27	0.33	0.20
健康领域创业投资及私募股权投资(VC/PE)总额(千万)	4.1	0.7	17	3.9	0.9	23	3.7	0.9	25	0.40	0.13	0.13
健康领域天使投资总额(千万)	4.1	0.8	19	3.9	0.9	23	3.6	0.9	24	0.33	0.20	0.20
健康领域国家重点实验室(个)	4.7	0.4	9	4.8	0.4	8	4.1	0.7	17	0.87	0.73	0.27
健康领域国家临床医学研究中心(个)	4.7	0.6	12	4.9	0.3	7	4.2	0.8	18	0.80	0.87	0.40
健康领域国家工程技术研究中心(个)	4.7	0.6	13	4.9	0.3	7	4.1	0.7	18	0.73	0.93	0.33
健康领域研究与技术开发机构数(个)	4.2	1.0	23	4.7	0.4	9	3.9	0.8	20	0.47	0.40	0.27
健康领域国家企业技术中心(个)	4.5	0.6	14	4.6	0.7	15	4.1	0.7	17	0.53	0.47	0.33
健康领域国家级科技企业孵化器(个)	4.4	0.5	11	4.7	0.6	13	4.1	0.4	11	0.47	0.67	0.27

上海健康科技创新评价报告（2019）

（续表）

指标内容	重要性			可获得性			灵敏性			满分比		
	均数	标准差	CV(%)	均数	标准差	CV(%)	均数	标准差	CV(%)	重要性	可获得性	灵敏性
健康领域国家高新技术企业（个）	4.5	0.6	14	4.8	0.5	11	3.9	0.6	14	0.60	0.67	0.20
健康领域境外资研发中心（个）	4.1	0.7	17	4.5	0.8	18	3.7	0.8	22	0.27	0.53	0.20
健康领域国家自然科学基金项目金额（千万）	4.5	0.7	16	4.7	0.6	12	4.1	0.7	16	0.67	0.80	0.20
健康领域国家科技重大专项项目金额（千万）	4.7	0.6	13	4.6	0.8	17	4.3	0.6	14	0.73	0.73	0.33
健康领域国家重点研发计划项目金额（千万）	4.7	0.5	10	4.7	0.4	9	4.1	0.8	20	0.67	0.73	0.40
健康领域规模以上工业企业科技项目数（项）	4.5	0.5	11	4.4	0.7	16	3.9	0.6	16	0.47	0.47	0.33
健康领域国家级人才计划（人）	4.7	0.6	13	4.8	0.5	11	4.1	0.7	16	0.73	0.87	0.20
健康领域上海领军人才计划（人）	4.3	0.7	16	4.9	0.5	11	3.9	0.8	19	0.47	0.73	0.20
健康领域上海市青年科技启明星计划（人）	4.2	0.7	16	4.7	0.5	10	3.6	0.6	17	0.40	0.73	0.13
健康领域上海市火炬计划立项（人）	4.1	0.6	15	4.7	0.5	10	3.6	0.7	20	0.33	0.47	0.07
健康领域上海市优秀学科带头人计划（人）	4.1	0.6	15	4.8	0.4	9	3.5	0.6	18	0.33	0.47	0.07
健康领域上海市海外高层次人才数（人）	4.3	0.7	16	4.7	0.6	12	4.0	0.8	21	0.40	0.67	0.33
重中之重临床医学中心立项数（个）	4.4	0.7	16	4.6	0.5	10	3.9	0.6	15	0.53	0.73	0.13

（续表）

指标内容	重要性			可获得性			灵敏性			满分比		
	均数	标准差	CV(%)	均数	标准差	CV(%)	均数	标准差	CV(%)	重要性	可获得性	灵敏性
健康领域国家重点学科(个)	4.6	0.7	15	4.8	0.5	11	4.3	0.8	18	0.73	0.67	0.20
卫健委重点学科(个)	4.5	0.8	18	4.8	0.5	11	4.2	0.8	18	0.73	0.80	0.33
国家临床重点专科建设项目(个)	4.5	0.8	18	4.7	0.7	15	4.1	0.7	17	0.73	0.87	0.33
国家中医药重点学科(个)	4.5	0.7	16	4.8	0.5	11	4.1	0.7	18	0.67	0.87	0.33
国家中医药重点专科(个)	4.3	0.7	16	4.8	0.4	8	4.0	0.7	19	0.47	0.60	0.27
上海市临床重点专科(个)	4.3	0.7	16	4.8	0.4	9	3.9	0.8	20	0.53	0.60	0.20
重中之重重点学科立项数(个)	4.5	0.7	16	4.9	0.3	7	3.9	0.7	18	0.60	0.80	0.20
上海市临床重点专科(个)	4.4	0.8	19	4.8	0.6	12	3.8	0.6	16	0.60	0.87	0.33
上海市中医药重点学科(个)	4.2	0.8	18	4.9	0.3	5	3.6	0.6	16	0.60	0.80	0.27
健康领域国际科技论文收录数(篇)	4.3	0.7	16	4.7	0.5	10	3.9	0.6	15	0.53	0.60	0.07
健康领域国际科技论文影响因子总和	4.3	0.7	16	4.4	0.6	14	4.0	0.8	19	0.47	0.47	0.27
健康领域PCT专利申请量(个)	4.6	0.5	11	4.7	0.4	9	4.4	0.7	16	0.60	0.67	0.33
健康领域专利拥有总量(个)	4.7	0.5	10	4.7	0.4	9	4.3	0.8	19	0.67	0.67	0.40
健康领域每万人口专利拥有量(个)	4.1	0.8	19	4.7	0.6	13	3.9	0.7	19	0.67	0.67	0.40
健康领域发明专利拥有量(个)	4.7	0.6	12	4.6	0.6	13	4.5	0.8	18	0.33	0.73	0.47
健康领域每万人口发明专利拥有量(个)	4.2	0.7	18	4.7	0.6	13	3.9	0.8	21	0.67	0.67	0.40

（续表）

指标内容	重要性			可获得性			灵敏性			满分比		
	均数	标准差	CV(%)	均数	标准差	CV(%)	均数	标准差	CV(%)	重要性	可获得性	灵敏性
健康领域国家级科技成果奖励数占全国比重(%)	4.5	0.7	16	4.7	0.6	12	4.1	0.8	20	0.67	0.80	0.40
总局批准上市药品数(项)	4.3	0.8	18	4.8	0.4	8	4.0	1.0	25	0.60	0.80	0.40
总局批准注册医疗器械产品(项)	4.3	0.7	16	4.8	0.5	11	4.1	0.9	22	0.47	0.80	0.47
医药制造业主营业务收入(千万)	4.3	0.7	16	4.6	0.6	13	4.0	0.8	20	0.47	0.67	0.27
健康领域全球研究机构自然指数排行榜排名 100 的机构自然指数和(1)	4.5	0.6	14	4.5	0.6	14	4.1	0.7	18	0.60	0.60	0.33
健康领域财富 500 强入围企业数及排名指数(1)	4.5	0.7	16	4.8	0.4	8	4.2	0.6	15	0.60	0.53	0.47
健康领域私募/风险投资上市企业数(个)	4.2	0.7	16	4.5	0.7	16	3.7	0.7	19	0.27	0.53	0.27
健康领域科创板挂牌企业数(个)	4.1	0.7	18	4.6	0.6	13	3.7	0.8	21	0.33	0.67	0.33
健康领域专利所有权转让及许可收入(千万)	4.7	0.6	13	4.3	0.7	16	4.3	0.8	18	0.33	0.67	0.33
健康服务业增加值占 GDP 比重(%)	4.4	0.8	18	4.3	0.7	16	4.1	0.9	21	0.67	0.60	0.40
医药工业总产值占工业总产值比重(%)	4.3	0.9	20	4.7	0.6	13	4.0	1.0	26	0.60	0.60	0.40
健康领域输出技术合同成交金额(千万)	4.7	0.6	13	4.4	0.8	18	4.3	0.7	16	0.73	0.60	0.33

表 5.31 德尔菲法咨询专家基本情况分析

项 目		人数	占比（%）
年龄（岁）	30～39 岁	1	9
	40～49 岁	4	36
	50～59 岁	5	45
	60 岁及以上	1	9
教育程度	专科及以下	0	0
	本科	1	9
	硕士	4	36
	博士	6	55
工作单位	卫生行政部门	1	9
	科研院所	3	27
	高等院校	4	36
	医疗机构	1	9
	企业	2	18
专业领域	研究与开发	8	73
	成果推广转化	2	18
	标准制度研究制定	1	9
	监督管理	0	0
工作年限	10 年以下	0	0
	10～19 年	4	36
	20～30 年	5	45
	30 年以上	2	18
职称	初级职称及以下	0	0
	中级职称	2	18
	副高级职称	4	36
	高级职称	5	45

2. 专家权威系数

本轮 11 位专家的判断依据得分为 0.95，熟悉程度得分为 0.77，根据公式 $Cr = (Ca + Cs)/2$，最终获得本轮函询的 11 位专家权威系数为 0.86，说明本轮研究所选函询的专家权威程度较高。

3. 专家协调系数

本轮专家对一级指标的重要性、灵敏性和可获得性评分的协调系数分别为 0.432、0.364 和 0.295；二级指标的重要性、灵敏性和可获得性评分的协调系数分别为 0.229、0.351 和 0.347；三级指标的重要性、灵敏性和可获得性评分的协调系数分别为 0.193、0.238 和 0.349。表明专家意见趋于一致。显著性检验结果见表 5.32。

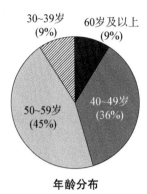

年龄分布

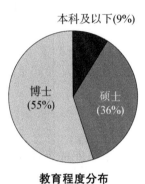

教育程度分布

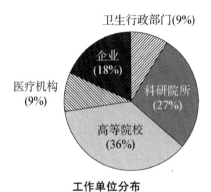

工作单位分布

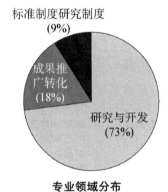

专业领域分布

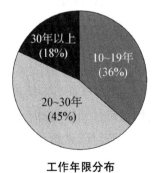

工作年限分布

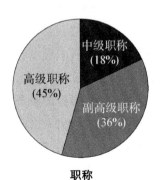

职称

图 5.2　咨询专家基本信息

表 5.32　专家意见 Kendall 协调系数 W 及显著性检验（第二轮函询）

指标分级	重要性				灵敏性				可获得性			
	W	χ^2	$df.$	P	W	χ^2	$df.$	P	W	χ^2	$df.$	P
一级	0.432	9.500	2	0.009	0.364	8.000	2	0.018	0.295	6.500	2	0.039
二级	0.229	15.145	6	0.019	0.351	23.162	6	0.001	0.347	22.905	6	0.001
三级	0.193	110.965	72	0.002	0.238	102.707	72	0.010	0.349	200.982	72	0.000

4. 指标筛选结果

第三轮打分结果见表 5.33。与第二轮指标筛选过程一致，专家咨询对指标评价分为两个部分，一是依据重要性、可获得性、灵敏性对指标进行定量评分，二是对指标内涵及属性进行定性评价。其中，每个评价指标分值设定为 1～5 分，1 分表示最不好，5 分表示最好。统计各个指标得分，并以均值-标准差作为指标遴选阈值，并对二级指标、三级指标分别进行指标打分敏感性分析（详细过程略）。

此外，本轮研究中，将重要性、灵敏性和可获得性评分均数小于 3.5，变异系数大于 25%，满分比小于 20% 的指标纳入考虑删除的范围，再结合专家在开放性回答中的建议，对部分指标的名称表述进行修改，并且对内容交叉的指标进行整合归并。

最终结果显示，专家咨询建议剔除的指标如下：

- 研究与技术开发机构课题投入研究人力（人年）
- 健康领域规模以上工业企业新产品开发经费占主营业务收入比（%）
- 健康领域规模以上工业企业科技项目经费内部支出（千万）
- 健康领域上海市青年科技启明星计划（人）
- 健康领域上海市火炬计划立项（人）
- 健康领域上海市优秀学科带头人计划（人）
- 健康领域每万人口专利拥有量（个）
- 健康领域每万人口发明专利拥有量（个）
- 健康领域科创板挂牌企业数（个）

（四）预实验及修正

为使入选指标更加符合实际和具有可操作性，课题组在第一轮函询之后尝试收集了 2017 年度各指标数据，同时针对两轮专家函询结果对专家建议的删除指标和修改指标进行了重点讨论。

表 5.33 第三轮专家打分结果

指标内容	重要性			可获得性			灵敏性			满分比		
	均数	标准差	CV(%)	均数	标准差	CV(%)	均数	标准差	CV(%)	重要性	可获得性	灵敏性
一级指标												
科创投入	4.9	0.3	6	4.4	0.7	15	4.2	0.6	14	0.91	0.45	0.36
科创过程	4.5	0.7	15	3.8	0.8	20	4.0	0.8	19	0.55	0.18	0.27
科创产出	5.0	0.0	0	4.6	0.5	11	4.7	0.5	10	1.00	0.64	0.64
二级指标												
人力资源	5.0	0.0	0	4.5	0.7	15	4.5	0.5	11	1.00	0.73	0.55
经费投入	4.9	0.3	6	4.4	0.8	19	4.2	0.8	18	0.91	0.45	0.36
基地平台	4.6	0.5	11	4.7	0.6	14	4.1	0.7	17	0.64	0.82	0.27
科技计划	4.4	0.7	15	4.5	0.7	15	3.7	0.9	24	0.45	0.55	0.18
学科建设	4.8	0.4	8	4.9	0.3	6	4.1	0.7	17	0.82	0.91	0.45
产权性产出和奖项	4.8	0.4	8	4.7	0.5	10	4.7	0.5	10	0.73	0.73	0.73
社会效益	4.8	0.4	8	3.4	0.9	27	3.7	0.9	24	0.82	0.09	0.18
三级指标												
健康领域两院院士数(人)	4.6	0.7	15	4.9	0.3	6	3.9	0.9	24	0.73	0.91	0.27
健康领域研究与技术开发机构从事科技活动人员(人)	4.9	0.3	6	4.5	0.5	11	4.2	0.9	21	0.91	0.55	0.36
健康领域研究与技术开发活动人员中高级职称所占比重(%)	4.4	0.7	15	4.5	0.5	11	3.7	0.8	21	0.45	0.55	0.00

（续表）

指标内容	重要性			可获得性			灵敏性			满分比		
	均数	标准差	CV(%)	均数	标准差	CV(%)	均数	标准差	CV(%)	重要性	可获得性	灵敏性
健康领域普通高校从事科技活动人员（人）	4.2	0.8	18	4.4	0.7	15	3.5	0.7	19	0.36	0.45	0.09
健康领域普通高校从事科技活动人员中高级职称所占比重（%）	4.3	0.8	18	4.2	0.8	18	3.8	0.8	21	0.45	0.36	0.18
健康领域规模以上工业企业从事科技活动人员（人）	4.6	0.7	15	4.1	0.8	20	4.4	0.7	16	0.64	0.36	0.45
健康领域规模以上工业企业研究与试验发展（研发）人员所占比重（%）	4.6	0.7	15	4.0	0.8	19	4.4	0.7	16	0.64	0.27	0.45
健康领域研究与技术开发机构课题投入研究人力（人年）	4.1	0.7	17	4.1	0.8	20	3.8	0.8	21	0.27	0.36	0.18
健康领域研发经费支出（千万）	4.8	0.6	13	4.1	0.8	20	4.3	0.6	15	0.82	0.36	0.27
健康领域研发经费支出占GDP比重（%）	5.0	0.0	0	4.5	0.7	15	4.6	0.5	11	1.00	0.55	0.64
基础研究占研发经费支出比重（%）	4.6	0.7	15	3.9	0.8	21	4.1	0.8	20	0.73	0.36	0.45
健康领域研究与技术开发机构科技活动经费内部支出（千万）	4.4	0.7	15	4.2	0.4	10	3.9	0.7	18	0.36	0.18	0.18
健康领域规模以上工业企业研发经费占主营业务收入比（%）	4.8	0.4	8	4.3	0.5	11	4.5	0.5	11	0.82	0.18	0.55

（续表）

指标内容	重要性			可获得性			灵敏性			满分比		
	均数	标准差	CV(%)	均数	标准差	CV(%)	均数	标准差	CV(%)	重要性	可获得性	灵敏性
健康领域规模以上工业企业新产品开发经费占主营业务收入比(%)	4.5	0.7	15	3.9	0.7	18	4.2	0.8	18	0.55	0.09	0.36
健康领域规模以上工业企业科技经费内部支出(千万)	4.2	0.6	15	3.9	0.7	19	4.1	0.7	18	0.27	0.09	0.27
健康领域企业研究开发费用加计扣除减免税(千万)	4.3	0.9	21	4.0	0.8	19	3.8	1.0	26	0.36	0.27	0.27
健康领域高新技术企业减免税(千万)	4.1	0.8	20	4.2	0.8	18	3.7	0.9	24	0.27	0.36	0.18
健康领域天使轮投资总额(千万)	4.1	1.0	26	4.0	0.6	16	3.8	0.9	23	0.45	0.18	0.18
健康领域国家重点实验室(个)	4.8	0.4	8	4.8	0.4	8	4.3	0.7	16	0.82	0.82	0.36
健康领域国家临床医学研究中心(个)	4.9	0.3	6	4.9	0.3	6	4.3	0.7	16	0.91	0.91	0.27
健康领域国家工程技术研究中心(个)	4.7	0.5	10	4.9	0.3	6	4.4	0.7	16	0.73	0.91	0.45
健康领域研究与技术开发机构数(个)	4.5	0.5	11	4.8	0.4	8	4.2	0.6	15	0.64	0.82	0.27
健康领域国家企业技术中心(个)	4.7	0.5	10	4.6	0.7	15	4.3	0.5	11	0.73	0.73	0.27
健康领域国家级科技企业孵化器(个)	4.6	0.5	11	4.7	0.6	14	4.2	0.6	14	0.64	0.73	0.45
健康领域国家高新技术企业(个)	4.6	0.5	11	4.8	0.6	13	4.3	0.7	16	0.64	0.82	0.36

（续表）

指标内容	重要性			可获得性			灵敏性			满分比		
	均数	标准差	CV（%）	均数	标准差	CV（%）	均数	标准差	CV（%）	重要性	可获得性	灵敏性
健康领域外资研发中心（个）	4.5	0.7	15	4.7	0.6	14	4.2	0.6	15	0.64	0.82	0.09
健康领域人才创新培养示范基地（个）	4.7	0.5	10	4.7	0.5	10	3.9	1.0	25	0.64	0.64	0.27
健康领域国家自然科学基金项目金额（千万）	4.8	0.4	8	4.7	0.5	10	4.2	0.6	14	0.82	0.73	0.27
健康领域国家科技重大专项项目金额（千万）	4.8	0.4	8	4.7	0.5	10	4.4	0.5	12	0.82	0.73	0.36
健康领域国家重点研发计划项目金额（千万）	4.8	0.4	8	4.7	0.5	10	4.3	0.6	15	0.82	0.73	0.45
健康领域规模以上工业企业科技项目数（项）	4.5	0.5	11	4.6	0.5	11	4.3	0.6	15	0.55	0.64	0.36
健康领域国家级人才计划（人）	4.8	0.4	8	4.7	0.6	14	4.4	0.5	12	0.82	0.91	0.55
健康领域上海市人才计划（人）	4.5	0.7	15	4.8	0.4	8	4.0	0.8	20	0.64	0.91	0.27
健康领域上海市青年科技启明星计划（人）	4.3	0.6	15	4.7	0.5	10	3.6	0.7	19	0.27	0.64	0.09
健康领域上海市火炬计划立项（人）	4.3	0.6	15	4.6	0.5	11	3.9	0.7	19	0.27	0.55	0.18
健康领域上海市优秀学科带头人计划（人）	4.3	0.6	15	4.7	0.5	10	3.8	0.6	17	0.36	0.64	0.00
健康领域上海市海外高层次人才数（人）	4.6	0.7	15	4.5	0.7	15	3.9	0.9	22	0.73	0.64	0.36

（续表）

指标内容	重要性			可获得性			灵敏性			满分比		
	均数	标准差	CV(%)	均数	标准差	CV(%)	均数	标准差	CV(%)	重要性	可获得性	灵敏性
重中之重临床医学中心立项数（个）	4.7	0.6	14	4.7	0.5	10	4.3	0.7	16	0.82	0.73	0.36
重中之重临床医学中心立项金额（千万）	4.6	0.7	15	4.8	0.4	9	4.1	0.8	19	0.55	0.64	0.27
健康重点领域创新团队数（个）	4.8	0.4	9	4.5	0.7	16	4.2	0.7	16	0.73	0.55	0.27
健康领域国家重点学科（个）	4.7	0.6	14	4.8	0.6	13	4.4	0.7	16	0.82	0.91	0.45
卫健委重点专科（个）	4.7	0.6	14	4.8	0.6	13	4.2	0.8	19	0.82	0.82	0.36
国家临床重点专科建设项目（个）	4.5	0.8	18	4.6	0.8	17	4.2	0.6	14	0.73	0.73	0.18
国家中医药重点学科（个）	4.6	0.7	15	4.8	0.6	13	4.0	0.7	17	0.64	0.73	0.18
国家中医药重点专科（个）	4.6	0.7	15	4.9	0.3	6	3.9	0.7	18	0.73	0.91	0.36
上海市临床重点学科（个）	4.5	0.7	15	4.8	0.4	8	4.0	0.8	19	0.73	0.91	0.18
上海市之重重点学科立项数（个）	4.6	0.7	15	4.9	0.3	6	3.9	0.7	18	0.82	0.82	0.18
上海市临床重点专科（个）	4.5	0.7	15	4.8	0.6	13	3.9	0.7	18	0.64	0.91	0.18
上海市中药重点专科（个）	4.3	0.8	18	4.9	0.3	6	3.9	0.7	18	0.45	0.91	0.09
上海市中医药重点专科（个）	4.2	0.8	19	4.8	0.4	9	3.9	0.7	19	0.36	0.73	0.18
重中之重重点学科立项金额（千万）	4.6	0.7	15	5.0	0.0	0	4.3	0.8	19	0.73	1.00	0.36
上海市高峰高原重点学科数（个）	4.6	0.7	15	4.9	0.3	6	4.2	0.8	19	0.64	0.82	0.36
健康领域国际科技论文收录数（篇）	4.5	0.5	11	4.7	0.5	10	3.9	0.7	19	0.55	0.82	0.09

（续表）

指标内容	重要性			可获得性			灵敏性			满分比		
	均数	标准差	CV(%)	均数	标准差	CV(%)	均数	标准差	CV(%)	重要性	可获得性	灵敏性
健康领域国际科技论文影响因子总和	4.5	0.5	12	4.6	0.5	11	4.1	0.7	18	0.45	0.64	0.18
健康领域PCT专利申请量(个)	4.8	0.4	8	4.9	0.3	6	4.7	0.5	10	0.82	0.91	0.45
健康领域专利拥有总量(个)	4.9	0.3	6	4.9	0.3	6	4.5	0.7	16	0.91	0.91	0.36
健康领域每万人口专利拥有量(个)	4.4	0.7	15	4.7	0.6	14	4.3	0.5	11	0.45	0.82	0.27
健康领域发明专利拥有量(个)	4.8	0.4	8	4.8	0.6	13	4.5	0.5	12	0.82	0.82	0.36
健康领域每万人口发明专利拥有量(个)	4.4	0.8	19	4.7	0.5	10	4.2	0.6	15	0.55	0.73	0.27
健康领域国家级科技成果奖励数占全国比重(%)	4.6	0.7	15	4.7	0.6	14	4.5	0.5	12	0.73	0.82	0.45
总局批准上市药品数(项)	4.7	0.5	10	4.8	0.6	13	4.7	0.5	10	0.73	0.82	0.55
总局批准注册医疗器械产品(项)	4.8	0.4	8	4.8	0.6	13	4.8	0.4	9	0.73	0.91	0.45
健康领域专利转化率(%)	4.7	0.5	10	4.6	0.7	15	4.7	0.5	10	0.64	0.64	0.45
诊疗规范、技术标准、临床路径和防控策略新增数(个)	4.7	0.7	14	4.5	0.7	16	4.5	0.5	12	0.82	0.64	0.55
医药制造业主营业务收入(千万)	4.8	0.4	8	4.6	0.7	15	4.4	0.5	12	0.91	0.64	0.27
健康领域全球研究机构自然指数行榜排名100的机构自然指数和(1)	4.5	0.7	15	4.6	0.7	15	4.5	0.7	15	0.64	0.73	0.55

（续表）

指标内容	重要性			可获得性			灵敏性			满分比		
	均数	标准差	CV(%)	均数	标准差	CV(%)	均数	标准差	CV(%)	重要性	可获得性	灵敏性
健康领域财富 500 强入围企业数及排名合成指数(1)	4.5	0.8	18	4.7	0.5	10	4.3	0.8	18	0.73	0.73	0.45
健康领域私募/风险投资上市企业数(个)	4.5	0.8	18	4.7	0.5	10	4.1	0.8	20	0.64	0.73	0.45
健康领域科创板挂牌企业数(个)	4.4	0.8	19	4.6	0.7	15	4.0	0.8	19	0.55	0.73	0.27
健康领域专利所有权转让及许可收入(千万)	5.0	0.0	0	4.6	0.5	11	4.5	0.5	11	1.00	0.64	0.45
健康服务业增加值占 GDP 比重(%)	4.9	0.3	6	4.5	0.7	15	4.6	0.5	11	0.91	0.73	0.64
医药工业总产值占工业总产值比重(%)	4.7	0.5	10	4.6	0.7	15	4.4	0.7	15	0.73	0.73	0.45
健康领域输出技术合同成交额(千万)	4.9	0.3	6	4.5	0.7	15	4.5	0.5	11	0.82	0.64	0.45

1. 删除指标

删除指标如表 5.34 所示。

表 5.34　删除指标

指 标 名 称	备 注
研究与技术开发机构课题投入研究人力(人年)	将原有"健康领域研究和技术开发机构活动人员(人)"和"健康领域普通高校从事科技活动人员(人)"进行合并
健康领域规模以上工业企业新产品开发经费占主营业务收入比(%)	与指标"健康领域规模以上工业企业研发经费占主营业务收入比(%)"有一定重复性,且数据可获得性较差
健康领域规模以上工业企业科技项目经费内部支出(千万)	与指标"健康领域规模以上工业企业研发经费占主营业务收入比(%)"有一定重复性,且数据可获得性较差
健康领域上海市青年科技启明星计划(人)	指标灵敏性评分较低,且现有数据为所有领域合并指标,较难进行领域区分
健康领域上海市火炬计划立项(人)	指标灵敏性评分较低,且现有数据为所有领域合并指标,较难进行领域区分
健康领域上海市优秀学科带头人计划(人)	指标灵敏性评分较低,且现有数据为所有领域合并指标,较难进行领域区分,与指标"上海市重点学科(个)"重要性有一定重复
健康领域国际科技论文影响因子总和	与指标"健康领域国际科技论文收录数(篇)"部分重叠,且数值需要人工加和,难以确保准确性
健康领域 PCT 专利申请量(个)	现有数据为所有领域合并指标,较难进行领域区分
健康领域专利转化率(%)	现有数据为所有领域合并指标,较难进行领域区分
健康领域私募/风险投资上市企业数(个)	现有数据为金融公司数据,可信度较低

2. 修改指标

修改指标如表 5.35 所示。

表 5.35　修改指标

指 标 名 称	备 注
健康领域科研单位和高校从事科技活动人员(人)	将原有"健康领域研究和技术开发机构活动人员(人)"和"健康领域普通高校从事科技活动人员(人)"进行合并
健康领域科研单位和高校从事科技活动人员中高级职称所占比重(%)	将原有"健康领域研究和技术开发机构活动人员高级职称所占比重(%)"和"健康领域普通高校从事科技活动人员高级职称所占比重(%)"进行合并

（续表）

指 标 名 称	备　注
健康领域市级重点学科（个）	将原有"上海市临床重点学科（个）"和"上海市中医药重点学科（个）"进行合并，以简化指标数量
市级临床重点专科（个）	将原有"上海市临床重点专科（个）"和"上海市中医药重点专科（个）"进行合并，以简化指标数量

　　在一致性、重要性、全面性、层次性、可操作性和灵敏性指标遴选原则指导下，以两轮德尔菲专家咨询评分结果作为定量标准，课题组构建了一套评价指标体系，并在此基础上于 2018 年 11 月举行了微论坛，邀请了 4 名函询专家，向他们反馈了第一轮和第二轮专家咨询结果和指标体系，听取他们的意见。最终确定了由投入、过程、产出 3 项一级指标以及由此细化出的 7 项二级指标和 54 项三级指标构成的上海健康科技创新评价指标体系，二级指标及三级指标的具体内容见表 5.36。

表 5.36　上海健康科技创新评价指标体系

一级指标	二级指标	三级指标
科创投入	人力资源	健康领域两院院士数（人）
		健康领域科研单位和高校从事科技活动人员（人）
		健康领域科研单位和高校从事科技活动人员中高级职称所占比重（%）
		健康领域规模以上工业企业从事科技活动人员（人）
		健康领域规模以上工业企业研究与试验发展（研发）人员所占比重（%）
	经费投入	健康领域研发经费支出（千万）
		健康领域研发经费支出占 GDP 比重（%）
		基础研究占研发经费支出比重（%）
		健康领域研究与技术开发机构科技活动经费内部支出（千万）
		健康领域规模以上工业企业研发经费占主营业务收入比（%）
		健康领域企业研究开发费用加计扣除减免税（千万）
		健康领域高新技术企业减免税（千万）
		健康领域天使轮投资总额（千万）
	基地平台	健康领域国家重点实验室（个）
		健康领域国家临床医学研究中心（个）
		健康领域国家工程技术研究中心（个）
		健康领域研究与技术开发机构数（个）
		健康领域国家企业技术中心（个）

（续表）

一级指标	二级指标	三 级 指 标
科创投入	基地平台	健康领域国家级科技企业孵化器(个)
		健康领域国家高新技术企业(个)
		健康领域外资研发中心(个)
		健康领域创新人才培养示范基地(个)
科创过程	科技计划	健康领域国家自然科学基金项目金额(千万)
		健康领域国家科技重大专项项目数量(千万)
		健康领域国家重点研发计划项目金额(千万)
		健康领域规模以上工业企业科技项目数(项)
		健康领域国家级人才计划(人)
		健康领域上海领军人才计划(人)
		健康领域上海市海外高层次人才(万人计划)数(人)
	学科建设	健康重点领域创新团队数(个)
		健康领域国家重点学科(个)
		国家临床重点专科(个)
		健康领域市级重点学科(个)
		市级临床重点专科(个)
		重中之重临床医学中心立项数(个)
		重中之重重点学科立项数(个)
		高峰高原重点学科数(个)
科创产出	产权性产出和奖项	健康领域国际科技论文收录数(篇)
		健康领域专利拥有总量(个)
		健康领域每万人口专利拥有量(个)
		健康领域发明专利拥有量(个)
		健康领域每万人口发明专利拥有量(个)
		健康领域国家级科技成果奖励数占全国比重(%)
		总局批准上市药品数(项)
		总局批准注册医疗器械产品(项)
		诊疗规范、技术标准、临床路径和防控策略新增数(个)
	社会效益	医药制造业主营业务收入(千万)
		健康领域全球研究机构自然指数排行榜排名100的机构自然指数和
		健康领域财富500强入围企业数及排名合成指数
		健康领域科创板挂牌企业数(个)
		健康领域专利所有权转让及许可收入(千万)
		健康服务业增加值占GDP比重(%)
		医药工业总产值占工业总产值比重(%)
		健康领域输出技术合同成交金额(千万)

注：所有指标包含中西医。

六、指标内容

指标体系包含 3 个一级指标，7 个二级指标，54 个三级指标。依据基本框架，一级指标分为科创投入、科创过程和科创产出。科创投入中有 3 个二级指标，22 个三级指标。科创过程中有 2 个二级指标，15 个三级指标。科创产出中有 2 个二级指标，17 个三级指标。由图 5.3 和图 5.4 可看出，结果指标的二级指标和三级指标的占比最大，为 42% 和 77%。

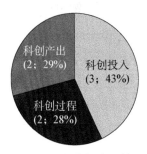

图 5.3　二级指标占比情况

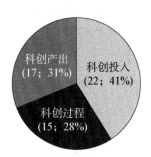

图 5.4　三级指标占比情况

（一）"结构"层面指标情况

结构指标主要考察健康科技创新在人力资源、经费、基地平台等领域的投入情况，分为人力资源、经费投入、基地平台建设 3 个二级指标。

人力资源指标包含 5 个三级指标，包括健康领域两院院士数（人）、健康领域研究与技术开发机构从事科技活动人员（人）、健康领域科研单位和高校从事科技活动人员中高级职称所占比重（%）、健康领域规模以上工业企业从事科技活动人员（人）、健康领域规模以上工业企业研究与试验发展（研发）人员所占比重（%）。

经费投入指标包括 8 个三级指标，考察健康领域基础研究、营商环境、科技开发、经费投入与支出等方面。包括健康领域研发经费支出（千万）、健康领域研发经费支出占 GDP 比重（%）、基础研究占研发经费支出比重（%）、健康领域研究与技术开发机构科技活动经费内部支出（千万）、健康领域规模以上工业企业研发经费占主营业务收入比（%）、健康领域企业研究开发费用加计扣除减免税（千万）、健康领域高新技术企业减免税（千万）、健康领域天使轮投资总额（千万）。

基地平台指标包括 9 个三级指标,考察本地区健康科技创新能力的基地平台建设。涵盖健康领域国家重点实验室(个)、健康领域国家临床医学研究中心(个)、健康领域国家工程技术研究中心(个)、健康领域研究与技术开发机构数(个)、健康领域国家企业技术中心(个)、健康领域国家级科技企业孵化器(个)、健康领域国家高新技术企业(个)、健康领域外资研发中心(个)、健康领域创新人才培养示范基地(个)。

(二)"过程"层面指标情况

结构指标主要考察本地区健康科技创新的科技计划和学科建设。分为科技计划、学科建设 2 个二级指标。

科技计划有 7 个三级指标,包括健康领域国家自然科学基金项目金额(千万)、健康领域国家科技重大专项项目金额(千万)、健康领域国家重点研发计划项目金额(千万)、健康领域规模以上工业企业科技项目数(项)、健康领域国家级人才计划(人)、健康领域上海领军人才计划(人)、健康领域上海市海外高层次人才数(人)。

学科建设有 8 个三级指标,包括健康重点领域创新团队数(个)、健康领域国家重点学科(个)、国家临床重点专科(个)、健康领域市级重点学科(个)、市级临床重点专科(个)、重中之重临床医学中心立项数(个)、重中之重重点学科立项数(个)、高峰高原重点学科数(个)。

(三)"结果"层面指标情况

结果指标主要考察本地区健康科技创新的健康科技产出。分为产权性产出和奖项、社会效益等 2 个二级指标。

产权性产出和奖项有 9 个三级指标,涵盖健康领域国际科技论文收录数(篇),健康领域专利拥有总量(个),健康领域每万人口专利拥有量(个),健康领域发明专利拥有量(个),健康领域每万人口发明专利拥有量(个),健康领域国家级科技成果奖励数占全国比重(%),总局批准上市药品数(项),总局批准注册医疗器械产品(项),诊疗规范、技术标准、临床路径和防控策略新增数(个)。

社会效益有 8 个三级指标,包括医药制造业主营业务收入(千万)、健康领域全球研究机构自然指数排行榜排名 100 的机构自然指数和、健康领域财富500 强入围企业数及排名合成指数、健康领域科创板挂牌企业数(个)、健康领域专利所有权转让及许可收入(千万)、健康服务业增加值占 GDP 比重(%)、医药工业总产值占工业总产值比重(%)、健康领域输出技术合同成交金额(千万)。

七、计算方法

（一）各三级指标公式与来源

1. 科创投入（0.285 7）

（1）健康领域两院院士数（人）（0.548 5）

指标定义：上海市范围内的中国科学院生命科学和医学学部院士和中国工程院医药卫生学部院士数

指标来源：上海科技统计年鉴

（2）健康领域研究与技术开发机构从事科技活动人员（人）（0.077 0）

指标定义：上海市医学科学类研究与技术开发机构从事科技活动人员数

指标来源：上海科技统计年鉴

（3）健康领域研究与技术开发机构从事科技活动人员中高级职称所占比重（％）（0.150 1）

指标定义：上海市医学科学类研究与技术开发机构从事科技活动人员中拥有高级职称人数/总人员数×100％

计算公式：

健康领域研究与技术开发机构从事科技活动人员中高级职场称所占比重

$$=\frac{\text{上海市医学科学类研究与技术开发机构从事科技活动人员中拥有高级职称人数}}{\text{总人员数}}$$

×100％

指标来源：上海科技统计年鉴

（4）健康领域规模以上工业企业从事科技活动人员（人）（0.092 6）

指标定义：上海市医药制造业中规模以上工业企业科技活动人员。规模以上工业企业指年主营业务收入在 2 000 万元以上的工业企业

指标来源：上海科技统计年鉴

（5）健康领域规模以上工业企业研究与试验发展人员所占比重（％）（0.131 8）

指标定义：上海市医药制造业中规模以上工业企业研究与试验发展（研发）人员/从事科技活动人员总数×100％

计算公式：

健康领域规模以上工业企业研究与试验发展人员所占比重

$$= \frac{上海市医药制造业中规模以上工业企业研究与试验发展（研发）人员}{从事科技活动人员总数}$$

$$\times 100\%$$

指标来源：上海科技统计年鉴

（6）健康领域研发经费支出（千万）（0.266 6）

指标定义：上海市全领域实际用于基础研究、应用的研发经费支出总额。包括实际用于研究与试验发展活动的人员劳务费、原材料费、固定资产购建费、管理费及其他费用支出。

指标来源：上海科技统计年鉴

（7）健康领域研发经费支出占 GDP 比重（％）（0.266 6）

指标定义：上海市全领域研发经费支出/上海市 GDP 总值×100％。

计算公式：

$$研发经费支出占 GDP 比重 = \frac{上海市全领域研发经费支出}{上海市 GDP 总值} \times 100\%$$

指标来源：上海科技统计年鉴

（8）基础研究占研发经费支出比重（％）（0.138 5）

指标定义：上海市全领域研发经费中用于基础研究的总额/研发经费总金额×100％

计算公式：

基础研究占研发经费支出比重

$$= \frac{上海市全领域研发经费中用于基础研究的总额}{研发经费总金额} \times 100\%$$

指标来源：上海科技统计年鉴

（9）健康领域研究与技术开发机构科技活动经费内部支出（千万）（0.046 7）

指标定义：上海市自然科学类别下的研究与技术开发机构中，医学科学领域的科技活动经费内部支出总额

指标来源：上海科技统计年鉴

（10）健康领域规模以上工业企业研发经费占主营业务收入比（％）（0.057 9）

指标定义：上海市医药制造业中规模以上工业企业研发经费/上海市主营业务收入总额×100％

计算公式：

健康领域规模以上工业企业研发经费占主营业务收入比

$$=\frac{上海市医药制造业中规模以上工业企业研发经费}{主营业务收入总额}\times100\%$$

指标来源： 上海科技统计年鉴

（11）健康领域企业研究开发费用加计扣除减免税（千万）（0.072 3）

指标定义： 上海市医药制造业中规模以上工业企业研究开发费用加计扣除减免税总额

指标来源： 上海科技统计年鉴

（12）健康领域高新技术企业减免税（千万）（0.051 4）

指标定义： 上海市医药制造业中规模以上高新技术企业减免税的金额

指标来源： 上海科技统计年鉴

（13）健康领域天使轮投资总额（千万）（0.050 1）

指标定义： 上海市健康领域获得天使轮投资总额。天使投资（Angels Invest）是指个人出资协助具有专门技术或独特概念而缺少自有资金的创业家进行创业，并承担创业中的高风险和享受创业成功后的高收益

指标来源： 私募通/网站

（14）健康领域国家重点实验室（个）（0.181 1）

指标定义： 依托单位位于上海的医学领域国家重点实验室和医药领域企业国家重点实验室总数

指标来源： 上海科技统计年鉴

（15）健康领域国家临床医学研究中心（个）（0.337 8）

指标定义： 依托单位位于上海的国家临床医学研究中心总数

指标来源： 科技部/网站

（16）健康领域国家工程技术研究中心（个）（0.181 1）

指标定义： 依托单位位于上海的健康领域的工程技术研究中心总数

指标来源： 科技部

（17）健康领域研究与技术开发机构数（个）（0.035 0）

指标定义： 上海市自然科学类别下的研究与技术开发机构中，医学科学类机构数

指标来源： 上海科技统计年鉴

（18）健康领域国家企业技术中心（个）（0.058 1）

指标定义：上海市健康领域的国家企业技术中心总数

指标来源：发改委

（19）健康领域国家级科技企业孵化器（个）（0.049 3）

指标定义：上海市健康领域的国家级科技企业孵化器总数

指标来源：科技部火炬高技术产业开发中心

（20）健康领域国家高新技术企业（个）（0.095 7）

指标定义：上海市健康领域的国家高新技术企业总数

指标来源：科技部火炬高技术产业开发中心

（21）健康领域外资研发中心（个）（0.031 0）

指标定义：上海市健康领域的外资研发中心总数

指标来源：上海市商务委员会/网站

（22）创新人才培养示范基地（0.031 0）

指标定义：上海市健康领域的国家创新人才培养示范基地

指标来源：人社部/网站

2. 科创过程（0.142 9）

（1）健康领域国家自然科学基金项目金额（千万）（0.299 4）

指标定义：上海市健康领域的国家自然科学基金项目总金额

指标来源：国家自然科学基金委员会官网/科学基金共享服务网

（2）健康领域国家科技重大专项项目金额（千万）（0.299 4）

指标定义：上海市健康领域的国家科技重大专项项目总金额

指标来源：科技部

（3）健康领域国家重点研发计划项目金额（千万）（0.129 5）

指标定义：上海市健康领域的重点研发计划总金额

指标来源：科技部

（4）健康领域规模以上工业企业科技项目数（项）（0.053 4）

指标定义：上海市健康领域的规模以上工业企业科技项目总数

指标来源：上海科技统计年鉴

（5）健康领域国家级人才计划（人）（0.114 4）

指标定义：上海市健康领域的获得人社部万人计划、中科院百人计划、教育部长江学者奖励计划等总人数

指标来源：各相关网站

（6）健康领域上海领军人才计划（人）（0.050 7）

指标定义：上海市健康领域的领军人才计划总人数，领军人才计划包含上海市青年拔尖人才、市卫生计生系统优秀学科带头人（百人计划）和优秀青年医学人才（优青计划）

指标来源：上海科技统计年鉴

（7）健康领域上海市海外高层次人才数（人）（0.053 4）

指标定义：上海市健康领域的海外高层次人才总人数

指标来源：上海市委组织部/网站

（8）健康重点领域创新团队数（个）（0.030 0）

指标定义：上海市范围内获得国家重点领域创新团队数

指标来源：人社部

（9）健康领域国家重点学科（个）（0.205 1）

指标定义：上海市健康领域的教育部重点学科总数。

指标来源：教育部

（10）国家临床重点专科（0.193 5）

指标定义：上海市的国家临床重点专科建设项目总数

指标来源：国家卫健委

（11）健康领域市级重点学科（个）（0.117 8）

指标定义：上海市的国家中医药重点学科总数

指标来源：国家中医药管理局

（12）市级临床重点专科（个）（0.117 8）

指标定义：上海市临床重点专科总数

指标来源：上海市卫健委

（13）重中之重重点学科立项数（个）（0.154 0）

指标定义：上海市重中之重临床重点学科申报实际立项数

指标来源：上海市卫健委

（14）上海市临床重点专科（个）（0.117 8）

指标定义：上海市临床重点专科总数

指标来源：上海市卫健委

（15）高峰高原重点学科数（个）（0.063 8）

指标定义：上海市高峰高原重点学科建设数

指标来源：上海市教育局

3. 科创产出(0.571 4)

(1) 健康领域国际科技论文收录数(篇)(0.092 4)

指标定义：上海健康领域发表在 SCI＋EI＋ISTP 的论文总数

指标来源：上海科技统计年鉴/PubMed/知网

(2) 健康领域专利拥有总量(个)(0.159 7)

指标定义：经国内知识产权行政部门授权且在有效期内的专利件数

指标来源：智慧芽/知网/上海科技统计年鉴

(3) 健康领域每万人口专利拥有量(个)(0.050 6)

指标定义：经国内知识产权行政部门授权且在有效期内的专利件数/年末总万人口

计算公式：

健康领域每万人口专利拥有量

$$＝\frac{经国内知识产权行政部门授权且在有效期内的专利件数}{年末总成人口}$$

指标来源：智慧芽/知网/上海科技统计年鉴

(4) 健康领域发明专利拥有量(个)(0.260 5)

指标定义：经国内知识产权行政部门授权且在有效期内的发明专利件数

指标来源：智慧芽/知网/上海科技统计年鉴

(5) 健康领域每万人口发明专利拥有量(个)

指标定义：经国内知识产权行政部门授权且在有效期内的发明专利件数/年末总万人口

计算公式：

健康领域每万人口发明专利拥有量

$$＝\frac{经国内知识产权行政部门授权且在有效期内的发明专利件数}{年末总万人口}$$

指标来源：智慧芽/知网/上海科技统计年鉴

(6) 健康领域国家级科技成果奖励数占全国比重(％)

指标定义：上海健康领域获得国家自然科学奖、国家技术发明奖、国家科

学技术进步奖、国际科学技术合作奖总数/所有领域获奖总数

计算公式：

健康领域国家级科技成果奖励数占全国比重

$$=\frac{\text{上海健康领域获得国家自然科学奖、国家技术发明奖、国家科学技术进步奖、国际科学技术合作奖总数}}{\text{所有领域获奖总数}}$$

$\times 100\%$

指标来源： 各部委

（7）总局批准上市药品数（项）（0.050 6）

指标定义： 上海范围内获批上市的药品数

指标来源： 国家食药监总局

（8）总局批准注册医疗器械产品（项）（0.050 6）

指标定义： 上海范围内获批注册的医疗器械数

指标来源： 国家食药监总局

（9）诊疗规范、技术标准、临床路径和防控策略新增数（个）（0.024 7）

指标定义： 上海新增诊疗规范、技术标准、临床路径和防控策略总数

指标来源： 上海市卫健委

（10）医药制造业主营业务收入（千万）（0.122 5）

指标定义： 上海医药制造业主营业务收入总额

指标来源： 上海科技统计年鉴

（11）健康领域全球研究机构自然指数排行榜排名 100 的机构自然指数和（0.355 6）

指标定义： 上海市健康领域机构在 2017 年全球研究机构自然指数排行榜排名 100 的机构自然指数之和

指标来源： NatureIndex

（12）健康领域财富 500 强入围企业数及排名合成指数（0.122 5）

指标定义： 上海市健康领域企业世界财务 500 强排名中的排名数之和

指标来源： 财富中文网

（13）健康领域科创板挂牌企业数（个）（0.031 9）

指标定义： 上海健康领域科创板挂牌企业总数

指标来源： Wind 数据统计/网站

（14）健康领域专利所有权转让及许可收入（千万）（0.122 5）

指标定义：健康领域通过转让专利技术所有权或授权专利技术使用获得的收入，属于营业外收入

指标来源：上海科技统计年鉴/智慧芽

（15）健康服务业增加值占 GDP 比重（％）（0.061 3）

指标定义：健康服务业增加值/上海市 2017 年 GDP 总值×100％

计算公式：

$$健康服务业增加值占 GDP 比重 = \frac{健康服务业增加值}{上海市 2017 年 GDP 总值} \times 100\%$$

指标来源：上海市卫健委

（16）医药工业总产值占工业总产值比重（％）（0.061 3）

指标定义：医药工业总产值（亿元）/2017 年上海工业总产值×100％

计算公式：

$$医药工业总产值占工业总产值比重 = \frac{医药工业总产值}{2017 年上海工业总产值} \times 100\%$$

指标来源：上海科技统计年鉴

（17）健康领域输出技术合同成交金额（千万）（0.122 5）

指标定义：上海生物医药输出技术合同成交总金额

指标来源：上海科技统计年鉴

（二）上海健康科技创新指数计算公式

$$上海健康科技创新指数 = \sum \langle q \times \{ \sum [z \times \sum (x \times y)] \} \rangle$$

x 为三级指标值，y 为三级指标值对应权重，z 为二级指标值对应权重。q 为一级指标值对应权重。以 2009 年上海健康科技创新指数为 100，其他年份指数与 2009 年相比，得出该年份的上海健康科技创新指数。

（三）数据收集和缺失数据处理

本书文献计量数据基于 Web of Sciences、PubMed、知网及上海科技年鉴。论文总数限定于 2009 年到 2019 年间发表的论文。然而，对这些论文的引用来自截至最近的所有论文对其的引用。在数据统计时有必要利用稍长一点的出版窗口，以便引用累计并提供统计上的相关结果。当数据缺失时，如，在本书写作过程中，《上海科技年鉴 2019》及《上海科技年鉴 2020》还未出版，

为计算 2018 及 2019 年上海健康科技创新能力指标值，本书采用了函数拟合法估算缺失的三级指标值，主要涉及指数函数拟合 $[\exp(x)]$ 和多项式函数拟合 $[Pn(x)=a_n x^n + a_{n-1} x^{n-1} + \cdots + a_1 x + a_0]$，选取拟合度最大的函数模型，以保证拟合的趋势线和原曲线形状有相同趋势。

第六章

上海健康科技创新指数

根据上海健康科技创新评价指标体系进行数据收集、统计和计算,得到新医改以来上海健康科技创新的指数值。现对历年指数值、变化趋势以及引起变化的可能原因进行分析,并从中寻找对上海健康科技创新起促进作用的相关因素。

一、2019 年上海健康科技创新指数

2019 年上海健康科技创新指数为 233.09。三个一级指标数值情况如下:

科创投入方面,随着上海加快部署建设具有全球影响力的科技创新中心,近年来全社会对健康科技研发的投入力度持续加大,上海对全球高端创新资源的吸引力不断增强,正加速成为国际资本、人才、知识、设施等创新要素聚集和配置的中心。2019 年,上海市健康领域科创投入指数达到 214.28,比上年提高 7.53%。

科创过程方面,当前上海正在加快速度全面部署推进国家科学中心建设。截至 2019 年底,上海拥有健康重点领域创新团队数 2 个,健康领域国家重点学科 53 个,国家临床重点专科 163 个,健康领域市级重点学科 12 个,重中之重临床医学中心立项数 22 个,重中之重重点学科立项数 22 个,高峰高原重点学科数 27 个。同时,上海各项科技创新人才计划全面展开推进,立体式、多层次梯度资助体系不断完善。截至 2019 年底,上海拥有健康领域中国科学院和中国工程院院士 74 人,健康领域国家级人才计划 1 433 人,健康领域上海领军人才计划 358 人,健康领域上海市海外高层次人才(万人计划)数 25 人。到 2020 年,将形成国家科学中心基础框架,建成世界一流重大科技基础设施集群,构建跨学科、跨领域的协同创新网络,推动实现重大原创性科学突破。2019 年,上海科创过程指数达到 177.01(以 2009 年为 100 起计,以下同),比

上年提高 0.89%。

科创产出方面，上海健康领域的高水平科技成果不断涌现，在专利、论文等各方面都获得了量与质的双丰收。上海健康领域科技成果产出和影响力提升的表现主要体现在国际科技论文收录量提升，专利产出全面提升和重大科技成果得到长足进步上。2019 年上海健康领域国际科技论文收录量 16 763 篇，比 2018 年增长 8.15%。2019 年全市健康领域每万人口专利拥有量达 0.286 件，比 2018 年增长 4%；2019 年全市健康领域每万人口发明专利拥有量达 0.173 件，比 2018 年增长 7.45%。而随着健康科技创新能力和技术市场的不断发挥，上海科研成果正加快从立足本地迈向辐射全国，并逐步走向国际。在 2019 年，健康领域输出技术合同成交金额高达 1 090.35 千万，比 2018 年增长 2.05%。上海科研院所和科研人员在全球科技创新版图中的地位不断提升。同时，生物医药产业也在稳步发展中提高了创新的速度。2019 年，上海市生物医药产业坚持生产制造、商业和研发服务外包"三业并重"，保持了平稳的增长速度。全年上海市医药制造业主营业务收入达到 8 371.938 千万，比 2018 年增长 3.38%；医药总产值占工业总产值比重 2.56%，比 2018 年增长 4.92%。2019 年，上海科技产出指数达到 431.85（以 2009 年为 100 起计，以下同），比上年提高 6.83%。

二、2010—2019 年上海健康科技创新指数及变化趋势

2010—2019 年上海健康科技创新指数及变化趋势如表 6.1、图 6.1 所示。

（一）综合指数及变化趋势

上海健康科技创新指数的变化反映了近十年来上海科技创新发展的总体进程。整体上看，指数综合分值呈稳步增长趋势，特别是 2014 年习近平总书记对上海提出"加快向具有全球影响力的科技创新中心进军"的要求以来，指数呈现加速提升的趋势，2009—2019 年，上海健康科技创新指数平均增速为 8.83%。2019 年，健康科创中心建设全面推进，取得突破性进展。以 2009 年为基期 100 分起计，2019 年指数综合分达到了 233.09 分，比上年增长 7.32%，健康科技创新成果显示度明显增强。其中 2010—2011 年增幅最高，2011 年指数较上一年增长 13.00%。

以下，将对各级指标在历年中的数值及变化趋势进行解释和分析。

表 6.1 2010—2019 年上海健康科技创新指数

一级指标	二级指标	三级指标	2009	2010	2011	2012	2013	2014	2015	2016	2017	2018	2019
科创投入	人力资源	健康领域两院士数(人)	56	57	56	53	55	54	60	60	64	67	74
		健康领域科研单位和高校从事科技活动人员(人)	21 456	22 696	23 038	23 972	24 434	25 402	26 771	27 654	32 767	33 966	36 833
		健康领域科研单位和高校从事科技活动人员中高级职称所占比重(%)	61.2	60.11	64.15	61.01	59.69	60.39	59.68	60.14	61.54	60.82	61.03
		健康领域规模以上工业企业从事科技活动人(人)	4 333	3 918	7 328	7 725	8 739	9 918	9 392	9 544	9 544	10 423	10 704
		健康领域规模以上工业企业研究与试验发展(研发)人员所占比重(%)	9.74	9.41	8.141	7.79	8.99	10.78	9.58	10.75	9.47	10.97	11.61
	经费投入	研发经费支出(千万)	4 233.8	4 817.0	5 977.1	6 794.6	7 767.8	8 619.5	9 361.4	10 493	12 052	12 984	14 206.207
		研发经费支出占 GDP 比重(%)	2.81	2.81	3.11	3.37	3.60	3.66	3.73	3.72	3.93	3.903	3.96
		基础研究占研发经费支出比重(%)	6.8	7.10	6.32	7.235	7.06	7.10	8.22	7.398	7.676	7.999 3	8.20
		健康领域研究与技术开发机构科技活动经费内部支出(千万)	72.698	103.59	107.26	118.76	158.07	160.4	158.53	136.9	151.77	164.09	167.81

（续表）

一级指标	二级指标	三级指标	2009	2010	2011	2012	2013	2014	2015	2016	2017	2018	2019
科创投入	经费投入	健康领域规模以上工业企业研发经费占主营业务收入比(%)	3.73	2.87	2.96	2.99	2.55	2.93	3.046	3.41	3.357	3.959	4.47
		健康领域企业研发开发费用加计扣除减免税(千万)	2.531 9	2.103 7	5.814 1	5.879 2	8.956 2	15.334	11.568	18.554	29.869	33.554	40.99
		健康领域高新技术企业减免税(千万)	18.038	28.424	23.125	36.424	41.205	46.109	57.739	57.162	54.685	57.272	59.11
		健康领域天使轮投资总额(千万)	412.93 *	412.93 *	412.93 *	412.93 *	412.93 *	412.93 *	412.93 *	412.93 *	412.93 *	412.93	412.93 *
	基地平台	健康领域国家重点实验室(个)	8	10	10	10	16	16	16	16	16	16 *	16 *
		国家临床医学研究中心(个)	0	0	0	0	1	2	2	4	4	4 *	4 *
		健康领域国家工程技术研究中心(个)	3	3	4	4	4	4	4	4	4	4 *	4 *
		健康领域研究与技术开发机构数(个)	17	17	17	17	17	18	18	16	16	16 *	16
		健康领域国家企业技术中心(个)	2	1	0	1	1	1	0	0	4	4 *	4 *
		健康领域国家科技企业孵化器(个)	0	0	0	0	0	28	29	43	47	49	49 *

（续表）

一级指标	二级指标	三级指标	\ 年份 \ 指标名称	2009	2010	2011	2012	2013	2014	2015	2016	2017	2018	2019
科创投入	基地平台	健康领域国家高新技术企业（个）		2 500	2 500	2 500	2 500	1 942	1 942	1 467	2 306	3 654	3 654 *	3 654 *
		健康领域国家外资研发中心（个）		348	354	285	431	417	367	336	171	426	426 *	426 *
		健康领域创新人才培养示范基地（个）		0	0	2	2	4	4	4	3	1	3	3
		健康领域国家自然科学基金项目金额（千万）		118.13	172.58	345.790	481.270	461.540	460.070	395.580	393.080	412.170	426.59	489.71
		健康领域国家重大专项项目数量（个）		18	18	18 *	18 *	18 *	18 *	18 *	18 *	18 *	18 *	18 *
		健康领域国家重点研发计划项目金额（千万）		0	0	0	0	0	0	0	79.914	83.415	61.146	61.146 *
科创过程	科技计划	健康领域规模以上工业企业科技项目数（项）		544	488	953	1 178	1 171	1 019	1 114	1 189	1 270	1 302	1 336
		健康领域国家级人才计划（人）		1 433	1 433	1 433 *	1 433 *	1 433 *	1 433 *	1 433 *	1 433 *	1 433 *	1 433 *	1 433 *
		健康领域上海领军人才计划（人）		31	31	31 *	31 *	31 *	31 *	31 *	31 *	31 *	358	358 *
		健康领域上海市海外高层次人才（万人计划）数（人）		25	25	25 *	25 *	25 *	25 *	25 *	25 *	25 *	25 *	25 *

上海健康科技创新评价报告（2019）

（续表）

一级指标	二级指标	三级指标	2009	2010	2011	2012	2013	2014	2015	2016	2017	2018	2019
科创过程	学科建设	健康重点领域创新团队数（个）	2	1	1	1	2	1	1	3	2	2	2
		健康领域国家重点学科（个）	53*	53*	53*	53*	53*	53*	53*	53*	53	53	53
		国家临床重点专科（个）	0	0	0	0	0	0	0	0	163	163	163*
		健康领域市级重点学科（个）	12	12	12	12	12	12	12	12	12	12	12
		市级临床重点专科（个）	0	0	0	0	0	0	0	0	66*	66*	66*
		重中之重临床医学中心立项数（个）	0	0	0	20	20*	20*	20*	20*	22	22*	22*
		重中之重重点学科立项数（个）	10	10*	10*	10*	10*	10*	10*	10*	22	22*	22*
		高峰高原重点学科数（个）	0	0	0	0	0	27	27*	27*	27*	27*	27*
科创产出	产权性产出和奖项	健康领域国际科技论文收录数（篇）	3 610	4 668	5 993	7 260	8 964	10 608	11 901	12 737	14 120	15 500	16 763
		健康领域专利拥有总量（个）	126	154	398	516	544	739	471	599	547	667	690
		健康领域每万人口专利拥有量（个）	0.066	0.067	0.17	0.21	0.23	0.305	0.195	0.248	0.226	0.275	0.286
		健康领域发明专利拥有量（个）	86	127	270	358	403	516	314	319	258	406	418

（续表）

一级指标	二级指标	三级指标	2009	2010	2011	2012	2013	2014	2015	2016	2017	2018	2019
科创产出	产权性产出和奖项	健康领域每万人口发明专利拥有量(个)	0.045	0.055	0.115	0.146	0.17	0.213	0.13	0.132	0.11	0.161	0.173
		健康领域国家级科技成果奖励数占全国比重(%)	1.73	3.26	3.729	1.88	2.44	2.756	4.933	2.26	3.7	3.5264	3.59
		总局批准上市药品数(项)	25	22	16	6	22	22	22	20	48	54	69
		总局批准注册医疗器械产品(项)	73	73*	73*	73*	73*	73*	73*	73*	62	101	101*
		诊疗规范、技术标准、临床路径和防控策略新增数(个)	0	0	0	0	0	0	0	8	11	12	10
	社会效益	医药制造业主营业务收入(千万)	2 259.8	2 611.9	4 492.4	5 170.4	5 801.8	6 160.7	6 593.5	7 164.4	7 342	8 098.2	8 371.938
		健康领域全球研究机构排名100的自然指数排名和机构自然指数和	0	0	0	0	0	0	39.68	63.12	94.31	108.6	154.49
		健康领域财富500强入围企业数及排名合成指数	0	0	0	0	0	0	0	0	0	0	0
		健康领域科创板挂牌企业数(个)	0	0	0	0	0	0	0	0	9	9	9

（续表）

指标名称			指 标 值										
一级指标	二级指标	三级指标 年份	2009	2010	2011	2012	2013	2014	2015	2016	2017	2018	2019
科创产出	社会效益	健康领域专利所有权转让及许可收入（千万）	0	2.522	0.12	0.15	0.0009	0.6	0.745	0.005	0.0007	0.1914	0.16
		健康服务业增加值占GDP比重（%）	0	0	0	0	0	0	4.6	4.9	5.2	5.3	5.3
		医药工业总产值占工业总产值比重（%）	1.27	1.19	1.384	1.609	1.85	1.906	2.097	2.2	2.26	2.44	1.27
		健康领域输出技术合同成交金额（千万）	618.31	618.31	584.87	676.58	870.15	862.89	1001.9	984.93	996.99	989.06	1009.35

注：带 * 数据表示沿用。

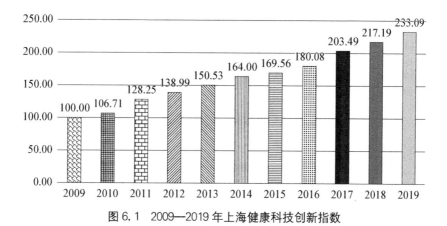

图 6.1　2009—2019 年上海健康科技创新指数

（二）一级指标值及变化趋势

从变化趋势来看,在反映上海健康科技创新水平的三个一级指标中,科创产出的提升幅度最大,2009 年以来增长 331.85%,2019 年大幅增长 27.62 分,显示了上海在健康科技创新版图中的崛起趋势。科创投入自 2009 年以来增长 114.28%,体现了上海区域创新生态环境完善优化,科创中心政策效应日趋明显。科创过程自 2009 年以来增长 77.01%,显示了上海向创新经济转型的态势,上海作为创新中心的城市地位稳步提升,在创新网络中的枢纽作用不断增强。以 114.28% 投入的增加换取 331.85% 产出的增加,上海健康科创的效率可见一斑。图 6.2、图 6.3 和图 6.4 分别表示 2009—2019 年上海健康科技创新的投入指数、过程指数和产出指数。

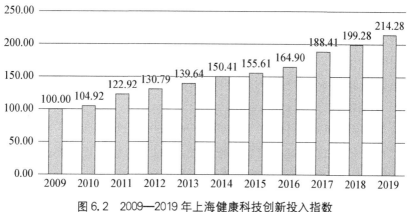

图 6.2　2009—2019 年上海健康科技创新投入指数

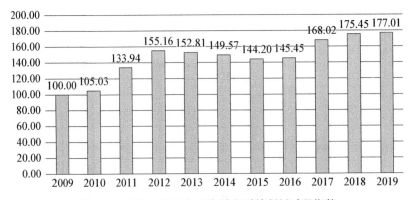

图 6.3 2009—2019 年上海健康科技创新过程指数

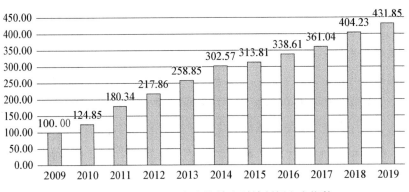

图 6.4 2009—2019 年上海健康科技创新产出指数

（三）二级指标值及变化趋势

1. 科创投入

科创投入方面（见图 6.5），上海健康科技人力资源指数 10 年间呈稳定增长趋势（2009—2019 年年均增幅 6.36%）；上海健康科技经费投入指数 10 间几乎呈线性增长（2009—2019 年年均增幅 12.71%）；上海健康科技基地平台指数总体波动提高（2009—2019 年年均增幅 3.92%）。

2. 科创过程

科创过程方面（见图 6.6），上海健康科技计划指数在 2009—2012 年间呈快速增长，2013—2019 年内经历小幅度波动后，呈缓慢增长趋势（2009—2019 年年均增幅 4.89%）；上海健康科技学科建设指数在 2009—2016 间呈缓慢增长趋势（2009—2016 年年均增幅 2.74%），随后出现大幅度增长趋势（2016—2019 年年均增幅 47.88%）。

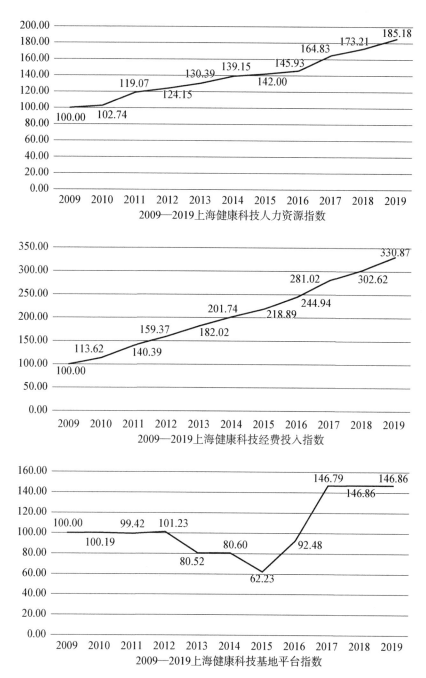

图 6.5　2009—2019 年上海健康科技科创投入指数变化趋势

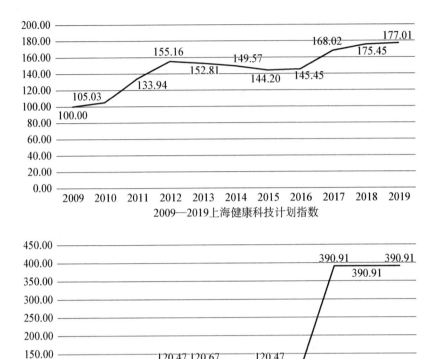

图6.6　2009—2019年上海健康科技科创过程指数变化趋势

3. 科创产出

科创产出方面（见图6.7），上海健康科技产权性产出和奖项指数10年内稳定增长（2009—2019年年均增幅16.64％）；上海健康科技社会效益指数10年内呈稳定增长趋势（2009—2019年年均增幅13.07％）。

（四）三级指标值及变化趋势

1. 科创投入方面

（1）人力资源

人力资源方面（见图6.8），健康领域两院院士数总体平稳，并在2015年起大幅增加（2015—2019年年均增幅5.38％）；健康领域规模以上工业企业从事科技活动人员数整体呈平稳缓慢增加趋势（年均增幅9.47％）；健康领域科研

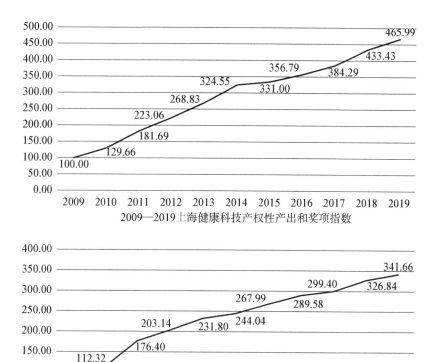

图 6.7 2009—2019 年上海健康科技科创产出指数变化趋势

单位和高校从事科技活动人员数总体增速较高（2009—2019 年年均增幅 5.55％）；健康领域规模以上工业企业研究与试验发展（研发）人员所占比重和健康领域科研单位和高校从事科技活动人员中高级职称所占比重两个指标呈现较大幅度波动变化，10 年间并无明显增长［相比 2009 年，健康领域规模以上工业企业研究与试验发展（研发）人员所占比重 2019 年增加 19.24％］。2019 年健康领域科研单位和高校从事科技活动人员中高级职称所占比重甚至比 2009 年略有降低（相比 2009 年，2019 年降低 0.28％）。

（2）经费投入

经费投入方面（见图 6.9），研发经费支出总体增速较高（2009—2019 年年均增幅 12.87％）；研发经费支出占 GDP 比重呈平稳缓慢增加趋势（2009—2019

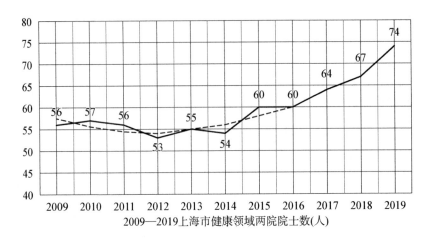

2009—2019上海市健康领域两院院士数(人)

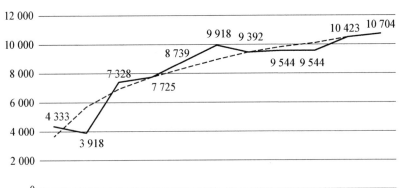

2009—2019上海市健康领域规模以上工业企业从事科技活动人员

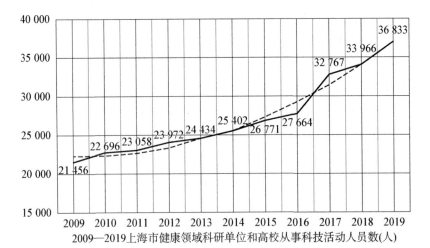

2009—2019上海市健康领域科研单位和高校从事科技活动人员数(人)

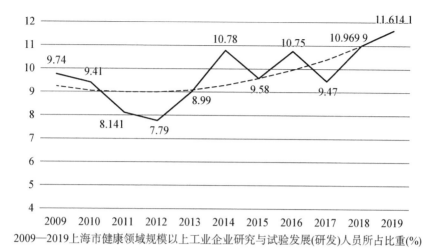

2009—2019上海市健康领域规模以上工业企业研究与试验发展(研发)人员所占比重(%)

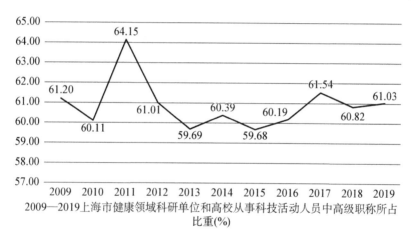

2009—2019上海市健康领域科研单位和高校从事科技活动人员中高级职称所占比重(%)

图6.8　2009—2019上海健康科技人力资源指数变化趋势

年年均增幅3.48%);基础研究占研发经费支出比重呈现较大幅度波动变化,10年间小幅增长(2009—2019年年均增幅1.89%);健康领域企业研究开发费用加计扣除减免税持续增加(2009—2019年年均增幅32.11%);健康领域研究与技术开发机构科技活动经费内部支出总体平稳,并在2013年起大幅增加(2013—2019年年均增幅1.00%);健康领域规模以上健康领域规模以上工业企业研发经费占主营业务收入比总体波动上升(2009—2019年均增幅1.83%);健康领域高新技术企业减免税指数总体波动上升(2009—2019年均增幅12.60%)。

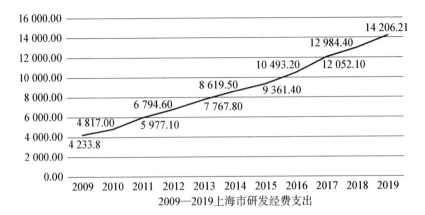

2009—2019上海市研发经费支出

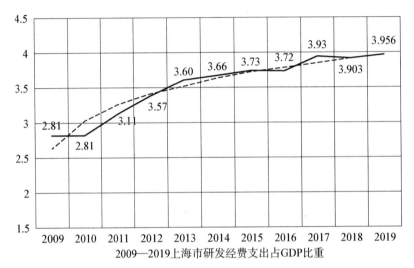

2009—2019上海市研发经费支出占GDP比重

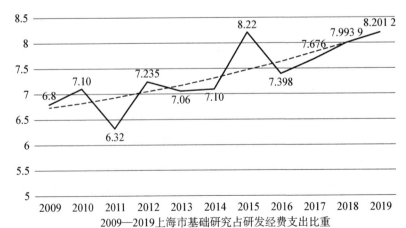

2009—2019上海市基础研究占研发经费支出比重

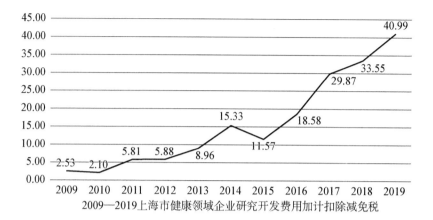

2009—2019上海市健康领域企业研究开发费用加计扣除减免税

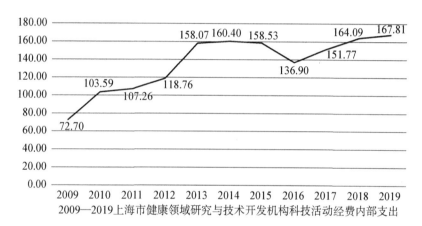

2009—2019上海市健康领域研究与技术开发机构科技活动经费内部支出

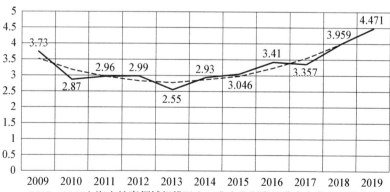

2009—2019上海市健康领域规模以上工业企业研发经费占主营业务收入比

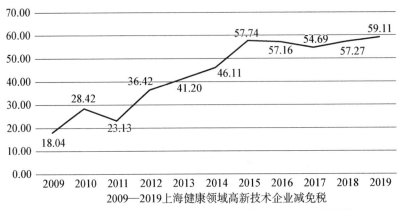

图 6.9　2009—2019 年上海健康科技经费投入指数变化趋势

（3）基地平台

基地平台方面（见图 6.10），上海市健康领域国家重点实验室个数在 2009—2019 年总体呈增加趋势，其中 2012—2013 年内大幅增加，2013 年后稳定保持在 16 个（2009—2019 年年均增幅 7.18%）；上海市国家临床研究中心个数在 2009—2019 年总体呈增加趋势，并在 2012 年起大幅增加（2012—2016 年年均增幅 21.90%）；上海市健康领域国家工程技术研究中心个数 10 年来总体保持不变，仅在 2010—2011 年增加一个（2009—2019 年年均增幅 2.92%）；上海市健康领域研究与技术开发机构数在 2013 年从 17 个小幅度增加到 18 个后（2009—2014 平均增幅为 1.15%），于 2015 年降为 16 个，随后保持不变；上海市健康领域国家企业技术中心个数虽在 2009—2011 和 2015—2016 年下降为 0 个，但总体呈增长趋势（2009—2019 年年均增幅 7.18%）；上海市健康领域国家级科技企业孵化器在 2013—2019 呈增长趋势，其中 2013—2016 大幅度增长（2013—2016 年年均增幅 11.84%），随后稳步增长（2014—2019 年年均增幅 11.84%）；上海市健康领域全领域国家高新技术企业数在 2012—2015 年不断下降后反弹呈稳步增长趋势，2017 年出现平台期（2009—2019 年年均增幅 3.87%）；上海市全领域外资研发中心数经历两次波动变化后整体数量增加，其中 2010—2011 和 2012—2016 年内呈下降趋势（2009—2019 年年均增幅 2.04%）；上海市健康领域创新人才培养示范基地在 2009—2013 年稳步增长，2017 年出现下降趋势后又增长，10 年内总体增呈现加 3 个，在 2011 年从 0 个变为 2 个，2011—2013 年年均增幅为 23.64%。

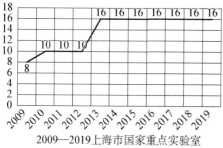

2009—2019上海市国家重点实验室

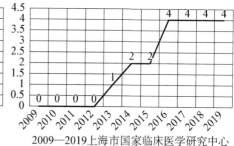

2009—2019上海市国家临床医学研究中心

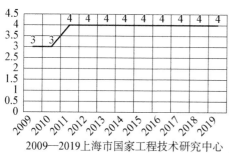

2009—2019上海市国家工程技术研究中心

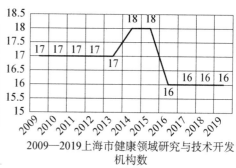

2009—2019上海市健康领域研究与技术开发
机构数

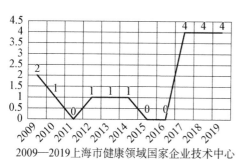

2009—2019上海市健康领域国家企业技术中心

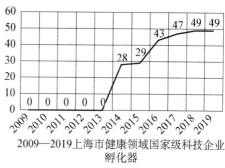

2009—2019上海市健康领域国家级科技企业
孵化器

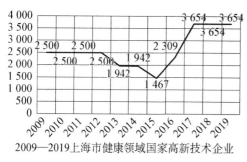

2009—2019上海市健康领域国家高新技术企业

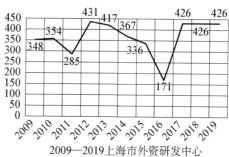

2009—2019上海市外资研发中心

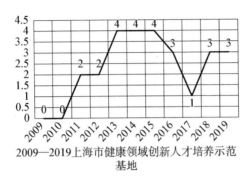

2009—2019上海市健康领域创新人才培养示范
基地

图6.10　2009—2019上海健康科技基地平台指数变化趋势

2. 科创过程方面

（1）科技计划

科技计划方面（见图6.11），上海市健康领域国家自然科学基金项目金额虽 2012—2016 年内出现连续下降，但总体呈缓慢增长趋势，（2009—2019 年年均增幅 15.28%）；上海市健康领域国家重点研发计划项目金额总体而言呈现出下降趋势，虽在 2016—2017 年缓慢增加（2016—2017 年年均增幅 4.38%），但在 2017—2018 年内有大幅下降；上海市健康领域规模以上工业企业科技项目数虽在 2009—2010 和 2013—2014 年内出现小规模下降，但总体呈增长趋势（2009—2019 年年均增幅 9.40%）。

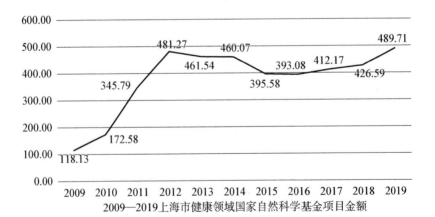

2009—2019上海市健康领域国家自然科学基金项目金额

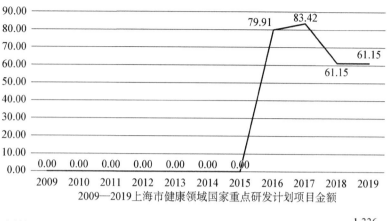

2009—2019上海市健康领域国家重点研发计划项目金额

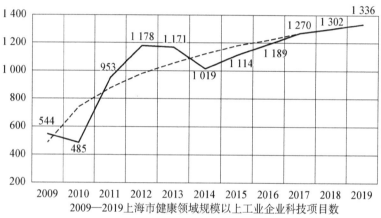

2009—2019上海市健康领域规模以上工业企业科技项目数

图6.11 2009—2019上海市健康科技科技计划指数变化趋势

（2）学科建设

学科建设方面（见图6.12），上海市健康重点领域创新团队数虽在2013—2014和2016—2017年内均出现下降，但总体呈波动性上升，10年内共增加2个，在2010年从0个增加至1个，2010—2019年年均增幅8.0%；上海市健康领域国家重点学科数在2009—2019年间保持在53个不变；上海市国家临床重点学科在2016—2017年内由0个增至163个后保持不变；上海市健康领域市级重点学科在10年内也保持在12个未变；上海市市级临床重点专科在2016—2016内由0个增至66个后保持不变；上海市重中之重临床中心立项数在2011—2012内由0个增至20个后5年内保持不变，后在2016—2017年又增加2个保持至今；上海市重中之重重点学科立项数在2016—2017年由10个增至22个后保持不变；上海市高峰高原重点学科数在2013—2014年内由0个变为27个。

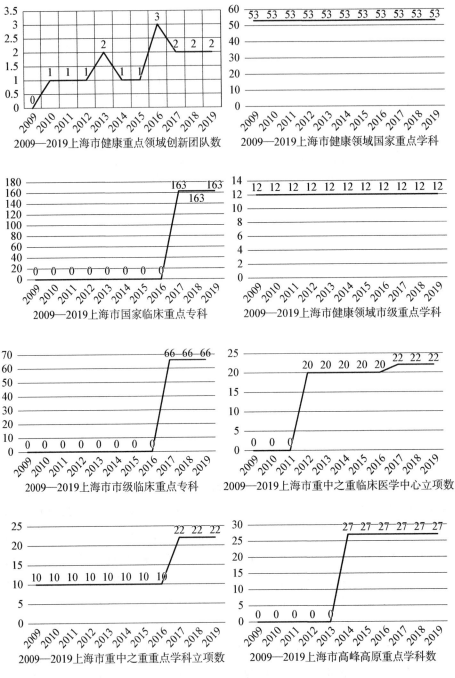

图6.12　2009—2019上海市健康科技学科建设指数变化趋势

3. 科创产出方面

（1）产权性产出和奖项

产权性产出和奖项方面（见图 6.13），上海市健康领域国际科技论文收录数 2009—2019 年间稳定增长（2009—2019 年年均增幅 16.60％）；上海市健康领域发明专利拥有总量和上海市健康领域每万人口专利拥有量虽在 2014—2015 年内出现大幅度下降情况，但总体呈增长趋势（2009—2019 年年均增幅 15.79％）；上海市健康领域国家级科技成果奖励数占全国比重呈现较大幅度波动变化，10 年间小幅增长，在 2011—2012 和 2015—2016 年间均出现下降趋势（2009—2019 年年均增幅 7.57％）；上海市总局批准上市药品数经历 2009—2012 和 2013—2016 年两次下降后于 2016 年呈快速上升趋势（2016—2019 年年均增幅 51.10％）；上海市总局批准注册医疗器械产品虽在 2016—2017 年出现下降但总体呈现出上升趋势（2016—2018 年年均增幅 17.62％）；上海市诊疗规范、技术标准、临床路径和防控策略新增数总体呈上升趋势，但在 2018—2019 年出现下降，在 2016 年从 0 增加至 8 条，2016—2019 年年均增幅 7.72％。

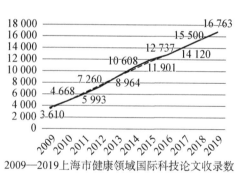

2009—2019上海市健康领域国际科技论文收录数

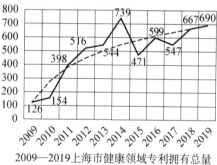

2009—2019上海市健康领域专利拥有总量

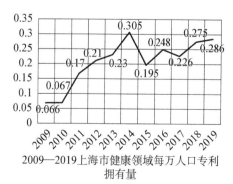

2009—2019上海市健康领域每万人口专利拥有量

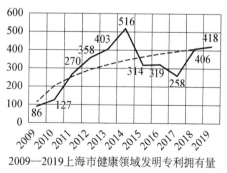

2009—2019上海市健康领域发明专利拥有量

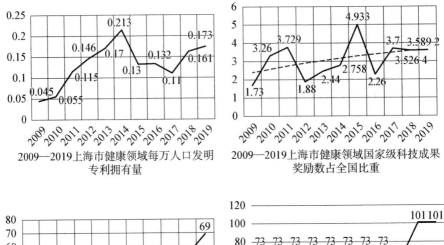

2009—2019上海市健康领域每万人口发明专利拥有量

2009—2019上海市健康领域国家级科技成果奖励数占全国比重

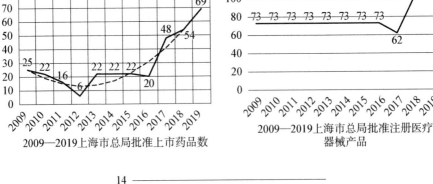

2009—2019上海市总局批准上市药品数

2009—2019上海市总局批准注册医疗器械产品

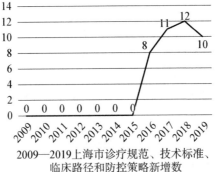

2009—2019上海市诊疗规范、技术标准、临床路径和防控策略新增数

图 6.13　2009-2019 年上海健康科技产权性产出和奖项指数变化趋势

（2）社会效益

社会效益方面（见图 6.14），上海市医药制造业主营业务收入 10 年内呈稳定增长趋势，其中 2010—2011 年增幅较大（2009—2019 年年均增幅13.99％）；上海市健康领域全球研究机构自然指数排行榜排名 100 的机构自

然指数和在 2015 年由 0 增长为 39.68,随后呈快速增长趋势,(2015—2019 年
年均增幅 40.47％);上海市医药工业总产值占工业总产值比重在 2009—2010
年经历了小幅下降后,此后一直稳定增长(2009—2019 年年均增幅 7.26％);
上海市健康领域输出技术合同成交金额总体呈现小幅度波动变化,10 年间小
幅增长,其中 2011—2013 年增速较快(2009—2019 年年均增幅 5.02％);上海
市健康服务业增加值占 GDP 比重在 2015—2017 年快速增长后,在 2017—
2019 年缓慢增加,上海市健康服务业增加值占 GDP 比重在 2015 年从 0 上升
至 4.6,2015—2019 年年均增幅为 3.60％;上海市健康领域专利所有权转让个
数在经历 2011—2015 年两次大幅度波动后总体持平,指数在 2010 年由 0 变
为 2.52,2011—2019 年年均增幅 3.84％;健康领域专利所有权转让许可收入
10 年间经历了大幅波动,于 2001 年和 2014 年达到两个峰值(37 千万和 33 千
万),最终下降到 13 千万并保持不变。

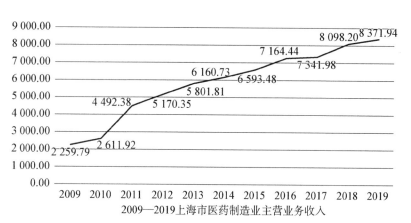

2009—2019上海市医药制造业主营业务收入

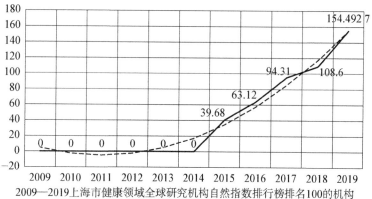

2009—2019上海市健康领域全球研究机构自然指数排行榜排名100的机构
自然指数和

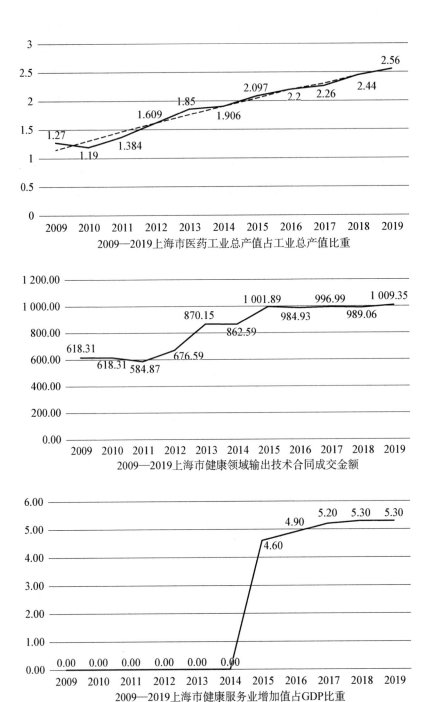

2009—2019上海市医药工业总产值占工业总产值比重

2009—2019上海市健康领域输出技术合同成交金额

2009—2019上海市健康服务业增加值占GDP比重

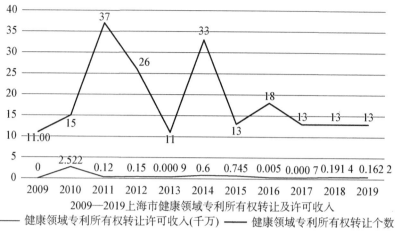

2009—2019上海市健康领域专利所有权转让及许可收入

—— 健康领域专利所有权转让许可收入(千万) —— 健康领域专利所有权转让个数

图6.14　2009—2019年上海健康科技社会效益指数变化趋势

三、上海健康科创指数评价

综合 2009—2019 年上海市健康科技创新综合评价指标体系各级指标分析,上海健康创新生态在这十年中有了全方位的提升。

(一)总体趋势向好

整体来看,十年间上海健康科技创新指数持续增长,平均增速高达8.83%。其中,科创产出指标以 331.85% 的增幅,显示了上海在健康科技创新版图中的崛起趋势,科创投入和科创过程也都有大幅提升。在中国经济更加注重发展质量、科技创新利好政策不断推出、上海建设亚洲医学中心城市和科技创新中心城市的大环境下,上海健康科技创新表现出总体向好的趋势。

(二)知识经济特征显著

2019 年健康领域科研单位和高校从事科技活动人员 36 833 人,同比 2009年增长 32%;健康领域规模以上工业企业从事科技活动人员 10 704 人,同比2009 年增长 147.03%;健康领域规模以上工业企业研究与试验发展(研发)人员所占比重 11.614%,同比 2009 年增长 19.24%。2019 年,上海健康领域每万人口发明专利拥有量 0.286 件,同比 2009 增长 333.3%。

(三)创新创业环境优势显著

上海健康领域研发费加计扣除税收优惠力度连续多年居全国第一,2019年全市健康领域企业研究开发费用加计扣除减免税 40.986 4 千万,同比 2009

年增长 1 518.8％；健康领域高新技术企业减免税 59.106 9 千万，同比 2009 年增长 227.％。

（四）技术与产品输出能力显著

2019 年，健康领域专利所有权转让及许可收入 0.162 2 千万，同比 2011 年增长 35.17％；健康领域输出技术合同成交金额 1 009.3 千万，同比 2009 年增长 63.24％。

（五）部分领域发展存在问题

健康领域财富 500 强入围企业数及排名合成指数指标值持续为 0，这说明上海健康创新企业的规模还有欠缺；健康领域规模以上企业研发经费占主营业务收入比仅为 4.5％，且比例从 2009 年以来增长缓慢，说明企业的研发投入还不充分；科研单位和高校从事科技活动人员中高级职称所占比重整体偏低，且在十年间呈现负增长，说明上海市健康科创人才梯队结构不平衡；健康领域专利所有权转让个数十年间没有明显增长，说明医学科技成果转化率仍然偏低；国家重点学科、市级临床重点学科、高峰高原重点学科数指标十年来零增长，国家重点实验室、国家临床医学研究中心、国家工程技术研究中心、研究与技术开发机构、国家高新技术企业、外资研发中心创新人才培养示范基地等卫生领域基地平台机构数量十年来增速相对较低，反映出目前的健康科研管理体制机制仍然存在问题。

四、影响指数变化的可能因素分析

（一）积极因素

1. "健康"理念激发上海健康科技创新

随着《"健康中国 2030"规划纲要》《健康上海行动（2019—2030 年）》等健康规划的颁布和实施，国家和地方卫生健康行政部门名称的改变，以及健康宣教的大力开展，市民对"健康"的理解和认识产生了变化。官方文件中，英语单词"health"一词的中文翻译，也从"医疗""卫生"逐渐变为"健康"。从字面到实践，更多体现在以人为本的诊疗理念，更加注重疾病预防和健康全过程管理，传统意义上的医疗范围得到了很大程度的扩张。因此，市民的健康需求不仅局限在以往的疾病治疗，更出现了大量对健康管理、自我管理、自我干预、医学信息获取等多方面的需求。这也是近年来互联网、人工智能、云计算、可穿戴设备等新技术在医疗领域得到诸多应用并促进了健康科技发展的原因。

2. 科技政策助力上海健康科技创新

上海市健康科技创新能力综合指数十年的逐步提升与党中央科技发展战略和方向息息相关。2009—2019 年间上海市健康科技创新发展历经了两个重要历史阶段：一是大力推进自主创新，建设创新型城市（2006—2014 年），实施中长期科技发展规划纲要，加强前瞻布局，率先提高自主创新能力；提升科技创新效率，实现科技创新价值，实施创新驱动、转型发展战略，为创新型城市注入新动力。二是建设具有全球影响力的科技创新中心（2014 年至今），把握"五个坚持"，落实四大总体部署，如以培育良好创新生态为基础，激发创新创造活力。在利好政策的扶持下，上海市积极探索中国特色、上海特点的自主创新道路，不断提高上海自主创新能力，而生命科学、医工、医理、医文等交叉科学都是上海科学研究的重点任务。

3. 治理能力推进上海健康科技创新

创新治理能力的提升是推进上海健康科创的重要力量。上海着力深化"放管服"改革，按照抓战略、抓规划、抓政策、抓服务的要求，统筹推进退、放、进、变，深化政府科技管理改革。调整优化科技专项计划体系，深入推进财政科技投入机制改革，优化完善竞争性财政科研经费管理。坚持"不注册、不登记、不备案"的原则，在国内率先取消孵化器认定等审批事项。推行海外人才永久居留便利服务试点、药品注册和生产管理制度改革、研发费用加计扣除、高新技术企业认定、新型产业技术研发组织发展、国家科学中心运行管理制度建立等，都有助于上海这十年来健康科技创新综合指数的提升。

（二）消极因素

1. 企业研发投入仍显不足

研发投入是增强企业创新能力的前提，只有依赖充足的前期研发投入才能不断推动技术创新。但调查显示，我国全行业规模以上工业企业中，只有超过四成开展创新活动[①]。而本研究结果显示，2019 年上海健康领域规模以上企业研发经费占主营业务收入比仅为 4.5%，而这个比例从 2009 年以来增长缓慢，与经费投入类其他指标的数值和增长率相比偏低。这可能与本市乃至我国相关企业更加注重近期利益，跟踪模仿性研究多于原始创新性研究有关。

---

① 经济日报. 2018 年我国企业科技创新投入近两万亿元——企业创新能力得到明显提升[EB/OL]. http://www.gov.cn/zhengce/2019-05/25/content_5394640.htm.

2. 人才培养速度低于行业发展

虽然卫生健康人力资源投入指数整体呈现较好的上升趋势，但科研单位和高校从事科技活动人员中高级职称所占比重整体偏低，且在十年间呈现负增长。出现这种情况的原因可能与健康科研人才的培养速度低于行业发展速度有关，也可能与高校扩招导致年轻人员比例提高有关。

3. 科管体制机制尚未适应创新驱动发展需要

国家重点学科、市级临床重点学科、高峰高原重点学科数指标十年来零增长，这可能与目前的科研管理体制机制有关。目前，在全领域的科研管理方面，都存在多头管理、缺乏整合协同等突出问题，开放协同的科技创新平台和机制仍然有待建设和完善。

国家重点实验室、国家临床医学研究中心、国家工程技术研究中心、研究与技术开发机构、国家高新技术企业、外资研发中心创新人才培养示范基地等卫生领域基地平台机构数量十年来总体较为平稳，与人力资源和经费投入相比，增速较低。出现这种情况的原因可能与基地平台指标（绝对值偏低）的性质有关，但在医学科技日新月异的环境下，基地平台数量的缓慢变化也反映出近一段时期卫生健康科学创新研究的发展仍有欠缺。当然，从研究结果中也能看到国家企业技术中心、国家级科技企业孵化器数量近年来有较大幅度的提升，这提示着企业在卫生健康创新过程中的重要地位和作用。

4. 医学科技成果转化机制还不完善

创新历来不缺好的创意，如何将想法创意转化为可利用的科学技术是制约健康科技发展的瓶颈。近年来，虽然上海注重建立健全科技成果的转移转化制度，发布实施了《关于进一步促进科技成果转移转化的实施意见》《上海市促进科技成果转化条例》《上海市促进科技成果转移转化行动方案》等一系列配套政策，实现立法保障、政策促进和行动方案"三部曲"联动，力求推动创新健康科技成果转化，但效果不如人意，十年来健康领域专利所有权转让个数基本没有增长。这可能与医学科技成果转化机制尚不完善，医学基础研究、成果转化与临床应用之间的通道不畅有关，导致重要应用价值研究成果转化率低。

第七章

指标体系的应用探索和评价

一、指标体系研制的初心

从 2014 年习近平主席提出要将上海建设成为具有全球影响力的科技创新中心以来,5 年多的时间过去了,2020 年已经到来,上海已经按照自己"两步走"的计划,在 2020 年前形成了科技创新中心基本框架体系。非常巧合的是,在卫生健康系统,上海提出的要建设成为亚洲医学中心城市的时间节点也是 2020 年,而医学中心的概念中,除了对医疗服务数量、能力的高要求之外,更重要的是对医疗水平的高要求,而医疗水平的决定性因素则又归结到了医学科学技术创新上面。

目前,上海是否已经实现了亚洲医学中心城市的建设目标还没有官方的定论,但我们可以看到在医学科学技术相关的各个领域,上海都出台了积极的鼓励政策,并由政府牵头成立了许多科技项目攻坚计划,政府和社会投入了巨大的资金资源,企业、医院和医学园区之间建立了多个交流平台,高校、科研院所和企业涌现出了一批具有较强科研能力的科学家和科研团队,全市卫生健康专利数量显著提升,斩获多项有分量的科研成果奖项,并带动了社会效益的提升。

上海在卫生健康方面的科技创新无疑已经取得了相当的成绩,但问题是,目前上海健康科技创新的能力距离"到 2030 年形成科技创新中心城市的核心功能,全面建成具有全球影响力的科技创新中心"的城市建设目标和"到 2030 年,成为具有全球影响力的健康科技创新中心"的行业建设目标,还有多大的差距? 以目前的发展能力为基础,上海应该用什么样的发展速度,在哪些方面更多发力,才能实现 10 年之后城市和行业的双重发展目标? 这些问题,我们暂时找不到答案。

2017 年底，紧跟着《"健康上海 2030"规划纲要》的精神指导，上海市卫生和健康发展研究中心（上海市医学科学技术情报研究所）成立了"健康科技创新发展部"，配备专业的卫生健康科研人员来专门做健康科技创新相关的研究工作，为实现上海城市建设和行业建设的双重目标贡献智慧和力量。本书的撰稿人主要来自这个团队。我们希望能够运用相对科学的方法，不仅对上海市目前的健康科技创新能力进行系统评价，同时也通过多年的数据对比，对上海健康科技创新能力的变化进行评估，挖掘出这些变化的关键性影响因素，从而在从今以后的一段时间内加强对这些因素的控制和干预，实现真正提高上海市健康科技创新能力的目的。

二、严密的研制过程

在"制订一套科学、系统的上海市健康科技创新能力评价指标体系"的明确目标指导下，课题组兴致满满地开展了研究探索。最初阶段，我们从"健康科技创新"这个关键词入手，以评估指标体系要和评估目标保持一致，评估指标必须具有科学、技术或应用方面的重要意义，体现对创新全过程综合考量为原则，通过参考国际国内经验，结合头脑风暴、德尔菲专家咨询的方法，制作出第一版看上去非常理想的指标体系。我们注重对前人经验的学习，因为这可以从历史的视角给我们提供研究的思路。课题组回顾了科技创新概念的提出、钱学森关于开放的复杂巨系统理论、欧洲的创新生态系统建设、英国和美国的科技创新经验，也学习了与科创能力评价直接相关的欧盟创新计分板项目、OECD 科学、技术与工业记分板项目，我国的《中国区域创新能力监测报告 2016—2017》《上海科技创新中心指数报告 2016》，这些理论和报告在体系构架、指标选取、计算方法等方面给了我们很多的启示和借鉴。

（一）第一版指标体系

在第一版指标体系中，课题组纳入了健康科创投入、健康科创活动和健康科创产出三个一级指标，将 3 项一级指标细化为 7 项二级指标，分别为人力资源、经费投入、基地平台、科技计划、学科建设、产权性产出和奖项以及社会效益；7 项二级指标又细化为 66 项三级指标。我们将这一版的指标体系带给德尔菲法的专家，开展专家咨询。第一轮德尔菲法选择了 4 名来自高校、研究机构和卫生行政部门的对德尔菲方法和本课题的相关知识有较深刻了解的专家，他们全面地对课题组设计出的初始指标提出修改意见。

（二）第二版指标体系

结合专家的意见,我们认为,上海健康科技创新评价指标体系所包含的指标既要能够比较全面地反映出上海健康科技创新发展的整体状况,又要尽量少而精,紧扣发展重点方向和关键点,以免增加评估的难度和复杂性。基于此,我们对原体系进行了修改,形成第二版指标体系。这一版仍然纳入了健康科创投入、健康科创活动和健康科创产出三个一级指标,二级指标增加到11个,分别为:政策投入、人力资源、基地平台建设、科创经费、科技计划、学科建设、科创协作、产权性产出、科创奖项、惠民指标、科创收益,另有49个三级指标。

（三）第三版指标体系

在这些指标中,我们非常希望能获得诸如"从业人员中博士所占比重""科技企业孵化器数""领域融资规模""关键技术研发数"等指标的数值,因为根据文献检索,这些指标在全领域的科创评价中是非常重要的。然而,当我们带着这套体系去寻找相应指标数值的时候,却在数据的获得上遇到了无法克服的困难。类似的指标在全行业研究中能够获得相应数据,但细化到卫生健康领域则完全无解。

这个现象一方面提示我们,在卫生健康领域,科技创新的统计工作没有跟上,另一方面,也提示出我们在指标制定的原则中,遗漏了非常重要的"数据可得性"原则。于是,我们赶紧将这一原则补入指标遴选原则之中,并根据新修订的遴选原则,对第二版指标体系进行了较大幅度的调整,将无法获得数据的指标删除。但这样一来,指标体系的完整性大大降低,无法系统、准确地反映上海健康科创能力的评价目的。于是,我们仔细研究缺少的指标,并查阅相关文献和可能的数据库,找到可替代或部分替代的可获得性指标,补充入库,形成了第三版的上海健康科技创新能力评价指标体系。

（四）第四版指标体系

第三版的指标体系更加注重指标数据的可获得性,充分考虑知识创新、技术创新、应用创新、管理和制度创新四个维度,兼顾了对基础研究、试验应用、试验开发和技术应用、成果转化全过程的评价,尽量体现出创新主体、创新要素的技术超前性、存在较大风险性的特点。这时,我们继续运用德尔菲法来完善和求证这套体系。

在第二轮德尔菲专家咨询过程中,我们邀请了18位分别代表健康科技创新实践工作的官、医、学、产、研 5 个参与主体的较为权威的专家，请其对指标体系中一级、二级和三级指标的重要性、可获得性和灵敏性做出评价。根据专家的评价结果，我们对指标体系的表述方式、内容等进行了调整，主要是删除了专家一致认为不合适的两个三级指标，增加了专家建议增补的 8 个三级指标。形成第四版上海市健康科技创新能力评价指标体系。

我们将第四版指标体系转化成专家咨询问卷，进行了第三轮 11 名专家的德尔菲专家咨询。这一轮咨询的结果显示，各位专家对修改后的指标体系在重要性、灵敏性和可获得性方面的意见比上一次更加趋于一致。根据这一轮专家咨询统计结果，我们再次微调了指标体系，删除部分指标，并对内容有交叉的部分指标进行规整合并。

（五）应用预实验

之后，为使入选指标更加符合实际和具有可操作性，课题组进行了预实验：尝试收集 2017 年度各指标数据，同时针对两轮专家函询结果对专家建议的删除指标和修改指标进行了重点讨论，并邀请了四位来自外地的健康科创领域专家进行最后论证。最终确定了由投入、过程、产出 3 项一级指标以及由此细化出的 7 项二级指标和 54 项三级指标构成的上海市健康科技创新综合评价指标体系。

三、目前指标体系的缺点和不足

本研究在构建指标体系时根据上海市健康科技创新实际情况和发展路径，综合使用各种研究方法，依据遴选原则，邀请在健康科技创新方面有实际经验和深刻认知的专家进行指标遴选，尽可能考虑每个指标的数据可获得性和可操作性，最终确定了上海市健康科技创新综合评价指标体系，但是在实际应用过程中，仍然会碰到一些问题。

（一）健康领域概念界定能存在疏漏

"健康"是一个广义的概念，人们对健康的普遍理解是"（人体）生理机能正常，没有缺陷和疾病"。但这个概念过于宏观和笼统，不利于具体指标的查找。事实上，卫生健康不仅仅是治疗疾病，也不仅仅是延长寿命，更不仅仅是三大公共卫生指标的数值。例如，第 38 个三级指标"健康领域国际科技论文收录数"，如果利用人们对健康的普遍理解，显然无法下手查找相关数据。为此，课题组根据卫生健康年鉴中对卫生健康领域的分类，结合需要查找指标的方向，将"健康领域"限定为 4 个关键词,即"医疗、公共卫生、药品、健康"。这 4 个关键词基本涵盖了"健康、治疗、诊疗、医学、医疗、基本医疗;医药、药品、药学、生物制药、生物医药、生命科学、医疗器械、医用设备、医疗耗材;医院、卫生、社区卫生、公共卫生、疾控、疾病预防;环境卫生、医学园区、健康事务、健康促进、健康保障、医疗保险、智慧健康、健康用品、保健"这些医药细分领域。但课题组在检索结果中发现,根据这 4 个关键词查找的结果中有关中医、中药、中医药的结果不足,因此在 4 个关键词的基础上补充了"中医药"作为关键词,形成"4 + 1"(医疗、公共卫生、药品、健康 + 中医药)的关键词查找标准。

值得指出的是,课题组应用的概念是为了计算这套指标体系而专门定义的,不具有普遍意义。针对仅对历年来上海单个城市的健康科技创新水平进行评价的需求,根据"4 + 1"关键词查找的指标值可以相对准确地对上海健康科创能力进行纵向对比和评价。毫无疑问,根据这几个关键词查找的结果肯定会在覆盖范围上存在遗漏,这也是后续研究需要改进之处。

(二) 结果精确度仍有可优化空间

第一,任何一套指标体系的应用都离不开评审标准的制定,目前这套指标体系除了政策中有明确规定外,大部分指标尚未确定统一的标准值(目标值)或者标准规范,未来需要通过专家咨询和实证研究来完善。

第二,评价指标的遴选方面。出于用定量的数据更加直观地体现评价结果,本研究提出的上海健康科技创新能力评价指标体系的创建,重要的指标遴选原则之一即为数据可获得。秉承这一原则,部分可以很好地体现上海健康科创能力的指标由于数据获得困难而无法入选。在最终版本的 54 个三级指标中,产出方面的指标只有 17 个,不到全部三指标表总数的 1/3,就是因为诸如"健康领域国际科技论文影响因子总和"等理想中的指标因为无法获取数据而被删除。评价指标的偏差会给评价结果带来一定的不准确性。

第三,指标值的计算方面。本研究基于严格的统计学方法,对一、二、三级指标进行了无量纲化处理和同趋化处理,力求让读者通过数据看到实际的情况。但由于同一批数据运用不同的统计方法会得到不同的结果,本研究对统计结果仍保留解释权。另外,随着国家和上海市统计制度的演变,在追溯以往的指标数值时,部分年份无法获得数据。而由于本书撰写时间关系,部分 2019 年的数据由于尚无统计值而采取了沿用前一年数据或者根据历年数值推算等方法计算。同时,在运用层次分析法时,部分矩阵中被比较元素个数超过 9,可能会影响判断的准确性。

第四，专家选择方面。本研究在指标体系确定（德尔菲法）、权重确定（层次分析法）等过程中，运用了大量的专家咨询方法。虽然课题组已经尽量选择代表性强、符合方法学要求的专家，但这类方法本身就存在着专家选择偏好和主观因素的影响，无法避免地给结果带来不准确性。

（三）未设计对技术创新需求方面的指标

需求是产业发展的根本动力。对需求方的评价，由于数据获得性的艰难，本书提供的上海健康科技创新评价指标体系主要是基于行业发展的角度进行，对需求方的评价涉及较少。如条件允许，我们将在本书的下一版中增加对健康科技创新需求方评估的内容。

（四）仅适用于上海地区，无法复制到其他地区

本研究立足上海，对上海的健康科技创新能力进行了综合评价，选择应用的是符合上海地区特点的指标。由于不同地区可获得的数据不同，本研究提出的指标体系可能无法直接套用于其他省市。

四、下一步完善指标体系的计划

课题组计划持续评价上海市健康科技创新能力，通过不同方法检验指标体系的信度与效度，使这套指标体系具有更好的准确性和提示意义。

本书出版后，计划通过公众号、电话、邮件等多种方式持续收集读者意见，持续完善指标体系。

计划在书籍出版半年之际，组织相关专家进行集中座谈，就指标体系自身和应用过程中出现的问题进行讨论和求解，力争形成 2020 版更加优化的上海健康科技创新能力评价体系，为进一步促进上海建成全球健康科技创新中心城市提供决策依据。

五、指标体系未来应用的设想

（一）持续监测，动态比较

目前，课题组将这套指标体系运用于对十年来上海健康科技创新能力进行纵向比较，从中挖掘对健康科技创新产生重大影响的政策性、突发事件性因素，从而实现以评促建，对未来上海健康科技的发展起到启示和促进作用，进一步推动上海健康科技创新快速、高质量发展。根据这套指标，课题组计划启

动上海健康科技创新能力连续评价,每年都更新数据,持续监测,动态更新,通过内刊、专报等形式为政策决策者提供及时的信息,服务于政策制定。同时,计划通过微信公众号、报纸、新媒体、学术刊物等多种途径,将监测结果及时免费发布到公众平台,让关心卫生健康、医疗科技的创新创业者、企业家、学者、科研工作者以及广大民众都能方便地获得这些信息,服务与健康相关的各类人群。

(二)丰富指标体系,分类评估

本书中,我们把上海健康科技创新作为一个整体对其综合能力进行评价,评价结果是能够了解上海地区健康相关科创能力的全貌。事实上,卫生健康是一个复杂的系统,从人体健康全过程的角度,可以分为产前诊断、妇幼保健、常见病、多发病、传染病、慢性病、大病诊治、老年护理、临终关怀;从疾病发展的角度,可以分为养生保健、疾病预防、疾病诊断和治疗;从全人群健康的角度,可以分为疾病诊疗(医疗)和公共卫生;从医疗研究的角度,可以分为基础研究、临床研究、应用研究和政策研究;从产业链的角度,可以分为医疗服务、医药保健产品、营养保健食品、医疗保健器械、休闲保健服务、健康咨询管理等。即便将范围限定在医疗机构这个范围之内,还可以区分为基层医疗卫生机构和分级医院、综合医院和专科医院、老年护理院、妇幼保健院、康复医院、精神卫生医院、中医医院和西医医院等。这些类别中,每一类的科创能力如何?有哪些类别是创新的主体?哪些类别的机构在创新中遇到了困难,需要什么样的政策支持?这些都需要进一步细化研究。

值得注意的是,本书提出的这套指标体系在实际运用中可以根据评价目的来调整指标和设置权重。事实上,作为现有医学与健康科技创新发展计划实施的监管和评估工具,我们完全有必要结合不同时间政府规划的重点工作,对指标体系进行调整,分步分类细化评估,以便从中观层面进一步为利益相关方提供更加有针对性的信息和建议。

(三)优化指标体系,对同类型地区进行横向比较

在当前科技飞速发展的国际环境下,习近平总书记提出"创新是引领发展的第一动力"的观点,认为科技创新对生产关系起着决定性作用。上海正在努力建设科技创新中心城市,与此同时,北京、深圳、广州、海南、杭州等多个城市和地区也都努力在健康相关的科技创新方面实现突破。由于每个地区的文化底蕴、经济实力、发展定位各不相同,在这些地区中存在的健康科技创新实体

也有很大的差异。有些地区重基础研究，有些地区重规模生产；有些地区土地资源紧缺，有些地区用地便利；有些地区大力引进人才，有些地区有人口红线要守；有些地区有自贸区的政策加持，有些地区用互联网笼络世界。这些省市根据各自的特点做出了特色，很值得相互学习，更加值得我国其他地区借鉴经验。因此，目前的上海健康科技创新能力评价体系需要进一步优化，不仅评价上海，还要能平行评价其他的地区，并做相互之间的比较研究。这也是未来几年指标体系应用的重点方向之一。

参 考 文 献

［1］中共中央国务院."健康中国 2030"规划纲要［EB/OL］. http://www. gov. cn/zhengce/ 2016-10/25/content_5124174. htm.

［2］求是网. 习近平在中国共产党第十九次全国代表大会上的报告（全文）［EB/OL］. http://www. qstheory. cn/llqikan/2017-12/03/c_1122049424. htm.

［3］卫生计生委,科技部,食品药品监管总局,等. 关于全面推进卫生与健康科技创新的指导意见［EB/OL］.［2020 - 1 - 14］. http://www. gov. cn/gongbao/content/2017/ content_5204904. htm.

［4］为健康中国建设提供强大科技动力和支撑［N］. 中国人口报,2016 - 10 - 17(01).

［5］张天译. 中国区域创新能力比较研究［D］. 吉林大学,2017.

［6］方丰,唐龙. 科技创新的内涵、新动态及对经济发展方式转变的支撑机制［J］. 生态经济,2014,30(06)：103 - 105.

［7］杨东昌. 试论科技创新的内涵及其系统构成要素［J］. 科技信息（科学教研）,2007 (24)：324.

［8］张来武. 科技创新驱动经济发展方式转变［J］. 中国软科学,2011(12)：1 - 5.

［9］方丰,唐龙. 科技创新的内涵、新动态及对经济发展方式转变的支撑机制［J］. 生态经济,2014,30(06)：103 - 105.

［10］王仁祥,黄家祥. 科技创新与金融创新耦合的内涵、特征与模式研究［J］. 武汉理工大学学报(社会科学版),2016,29(05)：875 - 882.

［11］石也连. 我国健康产业发展对策研究［D］. 合肥工业大学,2016.

［12］胡迅雷. 国家健康科技产业（中山）基地产业转型升级策略研究［D］. 电子科技大学,2015.

［13］政治制度与创新绩效：中国科技跃进的多重成因［EB/OL］. https://www. thepaper. cn/newsDetail_forward_1924959.

［14］FREEMAN C Technology policy and economic performance：lessons from Japan ［M］. London：Frances Pinter,1987.

［15］NELSON R National innovation systems：a comparative analysis ［M］. Oxford：Oxford University Press, 1993；19.

［16］黄涛. 充分发挥科技创新的制度优势［N］. 湖北日报.

［17］骆轶航. 科技创新 70 年只有新中国才能破解"李约瑟难题"［EB/OL］. https:// www. pingwest. com/a/195264.

上海健康科技创新评价报告（2019）

[18] 李正风,武晨箫. 中国科技创新体系制度基础的变革——历程、特征与挑战[J]. 科学学研究,2019,37(10)：1729 - 1734.

[19] 张雷,刘睿博. 新中国 70 年科技制度的历史演进及启示[J]. 中国高校科技,2019(10)：25 - 29.

[20] 求是网. 制度优势是科技创新快速发展的根本保证[EB/OL]. http://www. qstheory. cn/wp/2019-12/07/c_1125319573. htm.

[21] 眭纪刚,皓文. 制度优势结合市场机制探索构建新型举国体制[EB/OL]. http:// tech. ce. cn/news/201912/06/t20191206_33789322. shtml.

[22] 李德成. 合作医疗与赤脚医生研究(1955—1983 年)浙江大学,2007.

[23] 蔡景峰,等. 中国医学通史(现代卷)[M]. 人民卫生出版社. http://www. zysj. com. cn/ lilunshuji/zhongguoyixuetongshi/1029-19-13. html.

[24] 樊文海. 我国近代解剖学、生理学和医学部分成就年表(续)(1900—1989 年)[J]. 生物学通报,1991(08)：33 - 36.

[25] 陆璐,朱宏幼,陈云华,等. 麻疹疫苗对麻疹发病率的影响[J]. 中国公共卫生管理,2006 (1)：45 - 47.

[26] 慕景强. 医学科技发展 60 年纪事[J]. 中国社区医学,2009,000(003)：2 - 5.

[27] 盛志勇. 简要回顾中国烧伤医学发展——在纪念中华医学会烧伤外科学分会成立 30 周年大会上的讲话[J]. 中华烧伤杂志,2014,30(1)：1 - 2.

[28] 张强. 十大科技成就[N]. 科技日报,2016 - 10 - 28(005).

[29] 刘静. 建国以来我国卫生科技成就综述[J]. 中医药管理杂志,1994,05：19 - 21.

[30] 汪明春,庞国元. 自体骨髓移植治疗急性白血病[J]. 临床血液学杂志,1988(2)：22 - 24.

[31] E 药经理人. 从萌芽到赶超：中国医疗器械产业发展的三大阶段[EB/OL]. https:// xueqiu. com/3483303916/133671323.

[32] 健康报. 70 年,医疗器械,从白手起家到装备精良[EB/OL]. https://www. sohu. com/ a/340348860_162422.

[33] 迈瑞. 创新研发[EB/OL]. https://www. mindray. com/cn/about/rd. html.

[34] 杨维中. 中国公共卫生 70 年成就[J]. 现代预防医学,2019,46(16)：2881 - 2884.

[35] 吴俊,叶冬青. 新中国公共卫生实践辉煌 70 年[J]. 中华疾病控制杂志,2019,23(10)：1176 - 1180.

[36] 马恩. 科技创新对精神文明建设的作用[J]. 社会主义论坛,(4)：26 - 28.

[37] 焦海丽. 论"以人为本"的科技发展观[D]. 中共陕西省委党校,2006.

[38] 张车伟,宋福兴,王桥,程杰,等. 大健康产业蓝皮书：中国大健康产业发展报告(2018) [M]. 社会科学文献出版社,2019.

[39] 崔炜. 发展健康产业是引领我国经济增长的重要动力[EB/OL]. http://www. xinhuanet. com/gongyi/yanglao/2017-07/20/c_129659932. htm.

[40] 秦永方. 医疗卫生资源配置政策取向的思考[J]. 中国卫生资源,2008(01)：6 - 7.

[41] 王建宙. 科学技术的创新是企业的生命力[J]. 上海企业,2011(6)：116.

[42] 石变珍. 打造创新型企业[J]. 区域经济评论,2004(4)：34 - 35.

[43] 晓亮. 国有大中型企业摆脱困境的出路只能是深化改革[J]. 理论前沿,1994(14)：6 - 8.

［44］周通.改进结构,提高质量,增加产品附加值[J].中华手工,17(4):12-14.

［45］王仕军.跨越"中等收入陷阱"与加快转变经济发展方式[J].理论学刊,2012(6):51-55.

［46］王忠禹.转型升级,改革创新,实现新常态下企业健康发展——在 2015 年全国企业管理创新大会上的讲话[J].企业管理(5):13-14.

［47］石宗.供给侧结构性改革:施治中国经济的良方[J].时事报告大学生版,2016(1):25-33.

［48］吴培.从《资本论》看供给侧结构性改革的理论内涵[J].资本论研究,2017,13(00):54-62.

［49］中共中央宣传部.习近平总书记系列重要讲话读本(2016 年版).学习出版社,2016.

［50］樊春良.美国是怎样成为世界科技强国的[J].人民论坛·学术前沿,2016(16):38-47.

［51］陈骞.美国国家机器人计划资助重点[J].上海信息化,2016,(2):78-80.

［52］胡可慧,等.美国、欧盟、英国、日本和中国医疗人工智能相关政策分析[J].中国数字医学,2019,14(07):34-38.

［53］谢俊祥,等.美国医疗人工智能概况、问题及愿景分析——基于美国人工智能系列报告的解析[J].中国医疗器械信息,2019,25(17):24-28.

［54］聂翠蓉.美国公布《21 世纪治愈法案》最终版本[EB/OL].[2020-2-5].http://news.sciencenet.cn/htmlnews/2016/12/362394.shtm.

［55］徐萍,等.人口健康领域科技进展与趋势分析[J].世界科技研究与发展,2018,40(4):4-13.

［56］Gottlieb S,蒋蓉.21 世纪治愈法案:医药创新的进展与发展路径[J].中国食品药品监管,2018,169(02):48-55.

［57］王雯袆.日本 CRDS 分析日本科技创新政策动向[EB/OL].http://www.clas.cas.cn/xwzx2016/kxxw2016/zscqly/201905/t20190517_5296749.html.

［58］平力群.日本政府支持创新成果应用于老年护理[J].世界知识,2018,1738(23):20-22.

［59］刘瑞."第三支箭"与日本经济未来走向——修订版"日本再兴战略"学术研讨会综述[J].日本学刊,2014(05):152-158.

［60］陈骞.日本政府人工智能发展举措[J].上海信息化,2017,(10):78-80.

［61］付红波,等.德国:全方位推进生物科技及产业发展[J].中国生物工程杂志,2008(10):1-4.

［62］中国科学技术部.德国联邦教研部出台"2020—创新伙伴计划"推动东西部创新合作,[EB/OL].http://www.most.gov.cn/gnwkjdt/201210/t20121009_97135.htm.

［63］张明妍.德国科技发展轨迹及创新战略[J].今日科苑,2017(12):7-20.

［64］英国房产周刊.伦敦生物医药科研城[EB/OL].https://chuansongme.com/n/509571852627.

［65］中华人民共和国科学技术部.英国政府设立 10 亿英镑产业发展挑战基金[EB/OL].http://www.most.gov.cn/gnwkjdt/201705/t20170512_132751.htm.

［66］张翼燕.脱欧后英国的科技与创新政策动向[J].全球科技经济瞭望,2017,32(01):1-6.

［67］Innovate UK. Innovate UK:Delivery Plan 2017～2018 [EB/OL].https://www.gov. uk/government/uploads/system/uploads/attachment _ data/file/668383/16.

8011. 01_Innovate_UK_Delivery_plan_FINAL. pdf.

［68］李云帆. 欧美生物医药产业政策纵览[J]. 中国电子商务,2008(08)：38 - 39.

［69］陈玉文,杨亚明,李慧婵. 欧美生物医药产业政策及对我国的启示[J]. 中国科技成果,2007(13)：19.

［70］黄宁燕,孙玉明. 法国创新历史对我国创新型国家创建的启示[J]. 中国软科学,2009(03)：89 - 99.

［71］集聚产学研优势力量 打造法国医学研究巅峰[EB/OL]. https：//doc. mbalib. com/view/6f11acd7d3ab0ef11a467b84c40dcd23. html.

［72］陈晓怡. 法国科技政策发展态势(上)[J]. 科技政策与发展战略,2014(10)：1 - 15.

［73］筱雪. 法国科技创新体系建设的最新进展[J]. 全球科技经济瞭望,2015,30(9)：27 - 32.

［74］Ministère de l'Enseignement Supérieur et de la Recherche. Stratégie nationale de recherche ～ France Europe 2020. ［EB/OL］. http：//www. enseignementsup ～ recherche. gouv. fr/cid86688/strategie ～ nationale ～ recherche ～ france ～ Europe ～ 2020. html.

［75］Remise du Livre Blanc de l'enseignementsupérieur et de la recherche. ［EB/OL］. http：//www. enseignementsup～recherche. gouv. fr/cid112536/remise～du～livre～blanc～de～l～enseignement～superieur～et～de～la～recherche. html.

［76］曾文凤. 加拿大的科技创新战略[J]. 科学管理研究,2018,36(03)：110 - 112 + 116.

［77］"投资加拿大医疗器械业-实现科技创新与国际化之路"研讨会举行[J]. 中国医疗器械信息,2014(5)：76 - 76.

［78］李敏. 加拿大科技创新政策及其对我国的借鉴[J]. 科技与经济,2008(01)：59 - 61.

［79］杨忍忍,王继伟,夏娟,邓青龙,余金明. 我国及部分发达国家健康城市建设进展及现状[J]. 上海预防医学,2017,29(10)：761 - 766.

［80］澳大利亚墨尔本大学科技园[EB/OL]. http：//www. twwtn. com/detail_179211. htm.

［81］刘玉忠. 澳大利亚的科技管理体系[J]. 创新科技,2006(08)：58 - 59.

［82］王文礼. 政产学研用协同创新的典范——澳大利亚第一份《国家创新和科学议程》报告述评[J]. 中国高等教育,2016(8)：60 - 62.

［83］界面新闻. 连续七年都是"全球最宜居城市",墨尔本做对了什么？[EB/OL]. https：//baijiahao. baidu. com/s? id = 1601491782295573408.

［84］瑞士：生物技术产业处于世界领先水平[J]. 生物技术世界,2007(6)：5 - 13.

［85］邱丹逸,袁永,廖晓东. 瑞士主要科技创新战略与政策研究[J]. 特区经济,2018(01)：39 - 42.

［86］瑞士的生物制药产[EB/OL]. http：//www. mofcom. gov. cn/article/i/dxfw/jlyd/201612/20161202099869. shtml.

［87］艾瑞婷. 瑞典生命科学发展现状[J]. 全球科技经济瞭望,2015(03)：38 - 42.

［88］姜巍,等. 瑞典国家健康产业科技创新体系建设研究[J]. 中国卫生经济,2019,38(12)：81 - 85.

［89］胡志宇,等. 瑞典生物技术领域当前的扶持政策与技术方向[J]. 全球科技经济瞭望,2018,33(03)：9 - 14.

［90］ 方晓霞. 以色列的科技创新优势、经验及对我国的启示[J]. 中国经贸导刊(中),2019
(02)：25 - 26.

［91］ 左丽媛. 以色列生物医药创新投资将迎高潮？［EB/OL］. http://www. biotech.
org. cn/information/143384.

［92］ 谢淳子,等. 创新民主化：特拉维夫的创新型城市建设[J]. 特区实践与理论,2015
(05)：61 - 66.

［93］ 张宝建,李鹏利,陈劲,郭琦,吴延瑞. 国家科技创新政策的主题分析与演化过程——
基于文本挖掘的视角[J]. 科学学与科学技术管理,2019,40(11)：15 - 31.

［94］ 曹希敬,袁志彬. 新中国成立 70 年来重要科技政策盘点[J]. 科技导报,2019,37(18)：
20 - 30.

［95］ 刘丽,赵琨,肖月,张敏,吴浩,伍林生. 中、英、德医药科技创新体系比较[J]. 医学与社
会,2019,32(08)：67 - 71.

［96］ 董国强,邵京,王江南. 新中国成立以来麻风病防控与救治工作的历史回顾[J]. 中共
党史研究,2013(09)：59 - 71.

［97］ Forbes. 10 Predictions For A Global Healthcare Market Set To Cross The $1. 85
Trillion Mark In 2018；Frost & Sullivan. 2018 Global Healthcare Market Predictions
Revealed：Growth Opportunities，Technology，and Trends.

［98］ 蒲慕明,徐波,谭铁牛. 脑科学与类脑研究概述[J]. 中国科学院院刊,2016,31(07)：
725 - 736 + 714.

［99］ 曾光. 现代流行病方法与应用[M]. 北京医科大学、中国协和医科大学联合出版
社,1994.

［100］ 战旗,魏水易,顾文华. 德尔菲法在药学工作中的应用[J]. 药学实践杂志,2002,20
(2)：122 - 124.

［101］ 王春枝,斯琴. 德尔菲法中的数据统计处理方法及其应用研究[J]. 内蒙古财经大学学
报,2011,09(4)：92 - 96.

［102］ 经济日报. 2018 年我国企业科技创新投入近两万亿元——企业创新能力得到明显提
升. [EB/OL]. http://www. gov. cn/zhengce/2019-05/25/content_5394640. htm.

全球前沿健康创新科技项目概览

一、精准医疗

技术名称：Balversa(erdafitinib)。

技术领域：靶向疗法。

生产厂商：美国强生集团(Johnson & Johnson)旗下杨森(Janssen)公司。

主要用途：用于治疗接受铂基化疗后疾病仍然进展的局部晚期或转移性膀胱癌成人患者。

技术名称：Givlaari(givosiran)。

技术领域：RNAi 药物。

生产厂商：阿里拉姆生物制药公司。

主要用途：用于治疗急性肝卟啉症(AHP)成人患者。

技术名称：Vyondys 53。

技术领域：基因治疗药物。

生产厂商：萨雷普塔治疗公司。

主要用途：用于治疗经检测证实适合使用外显子 53 跳跃(exon 53 skipping)治疗的杜氏肌营养不良症(DMD)患者。

技术名称：Zolgensma(onasemnogeneabeparvovac-xioi)。

技术领域：基因疗法。

生产厂商：瑞士诺华(Novartis)公司旗下 AveXis 公司。

主要用途：用于治疗 2 岁以下,在两个编码运动神经元生存蛋白(SMN)

的 SMN1 等位基因上携带突变的脊髓性肌肉萎缩症(SMA)患者。

技术名称：Imfinzi。

技术领域：肿瘤免疫治疗。

生产厂商：英国阿斯利康公司。

主要用途：用于治疗局部晚期或转移性尿路上皮癌患者,在铂类化疗期间或之后患有疾病进展或患有新辅助或辅助治疗 12 个月内用含铂化疗治疗疾病进展、无法手术切除的Ⅲ期非小细胞肺癌(NSCLC),且在铂类化疗和放疗同时治疗下病情没有进展的患者。

技术名称：Turalio(pexidartinib 胶囊剂)。

技术领域：靶向抗癌药。

生产厂商：日本第一三共投资有限公司(Daiichi Sankyo)。

主要用途：用于存在严重的发病率或功能限制且不适合手术改善的症状性腱鞘巨细胞瘤(TGCT)成人患者的治疗。

二、云计算

技术名称：Watson Health。

技术领域：医疗认知计算系统。

生产厂商：IBM Watson Health。

主要用途：将人工智能和大数据分析技术运用于医疗行业,深入洞察医学知识和医学数据,助力解决在肿瘤与基因、医学影像、生命科学、健康管理、医疗支付等健康领域的多重难题。

技术名称：Quantx。

技术领域：AI 辅助诊断系统。

生产厂商：美国 Qlarity Imaging 公司。

主要用途：辅助诊断乳腺癌。

三、移动医疗

技术名称：Herceptin Hylecta(trastuzumab and hyaluronidase-oysk,曲妥

珠单抗和透明质酸酶）皮下注射液。

技术领域：皮下注射剂型赫赛汀。

生产厂商：瑞士罗氏（Roche）制药公司。

主要用途：①联合化疗用于治疗 HER2 阳性早期乳腺癌（淋巴结阳性，或淋巴结阳性且 ER/PR 阴性，或具有一个高危特征）患者；②单独或联合紫杉醇用于既往已接受一种或多种化疗方案治疗转移性疾病的 HER2 阳性转移性乳腺癌患者。

技术名称：Fasenra 注射笔。

技术领域：医疗耗材。

生产厂商：英国阿斯利康投资有限公司。

主要用途：用于重度嗜酸性粒细胞性哮喘患者的治疗。

技术名称：Liletta（左炔诺孕酮宫内缓释系统，52 mg）。

技术领域：激素宫内避孕器。

生产厂商：爱尔兰艾尔建（Allergan）公司和全球非营利女性保健医药公司 Medicines360 公司。

主要用途：用于宫内节育。

技术名称：Airduo ® Digihaler™（丙酸氟替卡松/沙美特罗，113 mcg/14 mcg）吸入粉。

技术领域：带内置传感器的组合疗法数字吸入器。

生产厂商：以色列梯瓦制药工业有限公司。

主要用途：用于 12 岁及以上哮喘患者的治疗。

四、手术机器人

技术名称：Leonardo Da Vinci surgical robot（达芬奇手术机器人）。

技术领域：手术机器人。

生产厂商：Intuitive surgical。

主要用途：进行微创手术。

五、数字医疗技术

技术名称：SECUADO ®（阿塞那平）透皮系统。

技术领域：透皮贴剂。

生产厂商：久光制药有限公司的全资子公司 Noven Pharmaceuticals 有限公司。

主要用途：用于成人精神分裂症治疗。

技术名称：VICI 静脉支架系统。

技术领域：医疗器械。

生产厂商：荷兰波士顿科学国际有限公司。

主要用途：用于治疗髂股静脉阻塞性疾病。

六、人工智能技术

技术名称：SubtlePET。

技术领域：AI 人工智能。

生产厂商：美国由华人创立的硅谷公司 Subtle Medical（深透医疗）。

主要用途：用于提高 PET 检查的效率并减少放射量。

七、创新药物

技术名称：Aczone（氨苯砜）7.5％凝胶。

技术领域：寻常痤疮药。

生产厂商：西班牙 Almirall 医药公司。

主要用途：用于 9～11 岁患者治疗炎症性和非炎症性寻常痤疮。

技术名称：Beovu（brolucizumab，又名 RTH258）。

技术领域：眼科药物。

生产厂商：瑞士诺华公司。

主要用途：用于治疗湿性年龄相关性黄斑变性（wet - AMD，又名新生血管性 AMD）。

技术名称：Dysport（中文名：丽舒妥，abobotulinumtoxinA，A 型肉毒杆菌毒素）。

技术领域：肉毒素产品。

生产厂商：法国制药公司益普生（Ipsen）旗下益普生生物制药公司（ipsenBio-Pharmaceuticals）。

主要用途：用于治疗 2 岁及以上儿童的上肢痉挛（不包括脑瘫引起的痉挛）。

技术名称：Erleada（中文商品名：安森珂通用名：apalutamide，阿帕他胺）。

技术领域：抗癌药。

生产厂商：强生旗下杨森制药公司。

主要用途：用于治疗转移性去势敏感性前列腺癌患者。

技术名称：Fycompa（perampanel，吡仑帕奈）。

技术领域：抗癫痫药。

生产厂商：日本药企卫材（Eisai）。

主要用途：作为一种辅助疗法，用于 12 岁及以上癫痫患者部分发作性癫痫的治疗。

技术名称：Gvoke（glucagon，胰高血糖素）注射液。

技术领域：严重低血糖创新药。

生产厂商：Xeris Pharmaceuticals 制药公司。

主要用途：用于治疗 2 岁及以上儿童和成人糖尿病患者的严重低血糖症。

技术名称：Invokana（canagliflozin，卡格列净）。

技术领域：降糖药。

生产厂商：美国强生公司（JNJ）旗下杨森制药。

主要用途：用于患有 2 型糖尿病，并且尿液中存在一定数量蛋白质的成人患者，降低终末期肾病（ESKD）、肾功能恶化、心血管（CV）死亡、心衰住院的风险。

技术名称：Jynneos（天花和猴痘活疫苗，非复制型；MVA‐BN，液体冷冻版）。

技术领域：疫苗。

生产厂商：Bavarian Nordic 生物技术公司。

主要用途：用于被确定为天花（smallpox）或猴痘（monkeypox）感染高风险的 18 岁及以上成人的主动免疫接种，以预防天花和猴痘疾病。

技术名称：larotrectinib。

技术领域：抗肿瘤药。

生产厂商：德国拜耳有限公司。

主要用途：用于治疗具有 NTRK 基因融合的肿瘤。

技术名称：Myobloc（rimabotulinumtoxin B，B 型肉毒毒素）注射剂。

技术领域：治疗流涎症的药物。

生产厂商：US WorldMeds 公司。

主要用途：用于治疗成人慢性（长期）流涎症（chronic sialorrhea，即唾液过多、大量流口水）。

技术名称：BRUKINSA™（英文商品名：BRUKINSA™，通用名：泽布替尼）。

技术领域：抗癌药。

生产厂商：中国百济神州（BeiGene）。

主要用途：用于治疗既往接受过至少一项疗法的成年套细胞淋巴瘤（MCL）患者。

技术名称：Evenity（romosozumab-aqqg）。

技术领域：抗体药物。

生产厂商：美国安进（Amgen）生物技术公司。

主要用途：用于治疗存在骨折高风险的绝经后女性患者中的骨质疏松症。

技术名称：Xcopri(cenobamate)。

技术领域：抗癫痫药物。

生产厂商：韩国 SK 生物制药公司(SK Biopharmaceuticals)及其美国子公司 SK 生命科学公司(SK Life Sciences)。

主要用途：用于成人治疗部分发作性癫痫。在两项充分且控制良好的临床研究中，Xcopri 显著降低了部分发作性癫痫的发作频率，并且在维持期内高达 20% 的患者实现零癫痫发作。

技术名称：Emapalumab-lzsg 依帕伐单抗注射液。

技术领域：抗体药物。

生产厂商：瑞士 Novimmune SA 公司、瑞典 Sobi 公司。

主要用途：用于难治性、复发性或进展性疾病或对常规 HLH 疗法不耐受的原发性噬血细胞性淋巴组织细胞增多症(HLH)儿童(新生儿及以上)和成人患者的治疗。

技术名称：Keytruda。

技术领域：肿瘤免疫治疗。

生产厂商：美国默沙东公司。

主要用途：用于治疗经典型霍奇金淋巴瘤患者、非鳞状非小细胞肺癌、晚期或转移性尿路上皮癌、基因缺失的实体瘤、黑色素瘤、头颈部鳞细胞癌、非小细胞肺癌、基因突变的转移性非小细胞肺癌、转移性胃癌/胃食管结合部腺癌、转移性或不可切除性复发性头颈部鳞状细胞癌(HNSCC)患者。